U0264775

求生

癌症患者的生命感悟

叶浩辉 ◎著

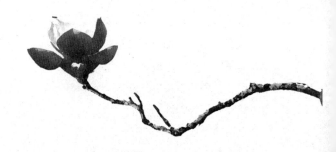

海南出版社
HAINAN PUBLISHING HOUSE

图书在版编目 (CIP) 数据

求生：癌症患者的生命感悟 / 叶浩辉著 . —— 海口：
海南出版社，2014.6
ISBN 978-7-5443-5364-9

Ⅰ.①求… Ⅱ.①叶… Ⅲ.①癌 – 治疗 Ⅳ.
① R730.5

中国版本图书馆 CIP 数据核字 (2014) 第 092094 号

求生：癌症患者的生命感悟

作　　者：叶浩辉
责任编辑：任建成
装帧设计：嵇倩女
责任印制：杨　程
印刷装订：三河市祥达印刷包装有限公司
读者服务：蔡爱霞
海南出版社　出版发行
地址：海口市金盘开发区建设三横路 2 号
邮编：570216
电话：0898-66830929
E-mail：hnbook@263.net
经销：全国新华书店经销
出版日期：2014 年 6 月第 1 版　　2014 年 6 月第 1 次印刷
开　　本：787mm×1092mm　　1/16
印　　张：17
字　　数：220 千
书　　号：ISBN 978-7-5443-5364-9
定　　价：36.00 元

这是无数位癌症康复者十几年的经验结晶

这是一册辅助医患成功联手调治癌病的指引

这是一部助亚健康人群远离癌魔恢复健康的书典

天行健，君子以自强不息；地势坤，君子以厚德载物特别说明：本书所涉医方、治疗手段选择等仅作参考之用，具体施用方法、剂量，还要听取专业人士意见。

——编者

目 录

序 1 ……………………………………………… 邵汛帆　1

序 2 ……………………………………………… 王　静　7

前言……………………………………………… 钱云铁　1

第一章　癌症金字塔　高处不胜寒 …………………… 1

第一节　黑暗的日子 ………………………………… 1

第二节　瘤上身 ……………………………………… 2

第三节　放疗魔力能翻江倒海 ……………………… 4

第四节　胃失守 ……………………………………… 9

第五节　重锤式的化疗　摧脏拔腑 ……………… 12

第六节　九死一生的感悟 ………………………… 16

第二章　病友们的启示 ……………………………… 19

第一节　难眠的往事 ……………………………… 19

第二节　治疗鼻咽癌 ……………………………… 21

第三节　长者的治疗 ……………………………… 22

第四节　与癌共生存 ……………………………… 23

第五节　因果轮回 ………………………………… 24

第三章　重获新生 …………………………………… 27

第一节　雏鸟学技 ………………………………… 27

第二节 叶生生医馆 ……………………………… 31

第三节 调理要到菜市场 …………………………… 34

第四节 大自然眷顾的生还者 ……………………… 35

第四章 五调身体的核心——营养（阴阳）…………… 37

第一节 动物为阳 植物为阴（食中阴阳）………… 37

第二节 营养是睡眠的保障 ………………………… 49

第三节 "中间康复四边帮"的锻炼法 …………… 54

第四节 调理气息 气血有序 ……………………… 58

第五节 把住心态 留住生命 ……………………… 60

第五章 对癌的感悟 ……………………………………… 67

第一节 建立对称信息 拓展康复之路 …………… 67

第二节 认识癌症 寻找抗癌之道 ………………… 69

第三节 启发与感悟 ………………………………… 75

1. "气机"与癌症 ………………………………… 75

2. 六气中的"寒邪"诱因 ……………………… 77

3. 换个方法看待经络和穴位 …………………… 79

4. "求生学员"不如蹲"监狱" ……………… 82

第六章 浅谈中医文化和案例 ………………………… 85

第一节 人体和宇宙 ………………………………… 85

第二节 宗气和元气（肺癌）……………………… 86

第三节 关门打狗式的治疗（腮腺淋巴癌）……… 90

第四节 违反中医文化的"道与度"（乳腺癌）… 93

第五节 至今难忘的患者（血癌）………………… 96

第六节 对肿瘤病灶别再叠加伤害（肝癌）……… 97

第七节 谨慎施行化疗 保留生存空间（乳腺癌）99

第八节　值得深思的案例 …………………… 101

1. 奇遇香港抗癌会长（胃癌）…………………… 101

2. 正确调治骨肉瘤（骨肉瘤）…………………… 102

3. 禁忌魔圈（鼻咽癌）…………………… 106

4. 重度化疗的悲哀（乳腺癌转移）…………………… 110

5. 日本国立肿瘤株式会社都难啃的骨头（肺癌转移眼底）…… 113

6. “四边有病，中间平”，摆平锯腿风波（骨癌转肺）……… 115

7. 全胃切除，塞翁失马的梁女士（喉癌转胃）………… 117

8. 外因造成的误区（肺癌）…………………… 119

9. 大灰狼和小白兔（乳腺癌）…………………… 120

10. 调治血管瘤（血管瘤）…………………… 122

第七章　用新的思维去看待癌症 …………………… 125
第一节　更新治癌思维 …………………… 125
第二节　治疗前营养汤液调理的重要性 …………………… 133
第三节　探讨化疗药物、剂量和次数 …………………… 134
第四节　阴阳融合　构筑抗癌之道 …………………… 141
第五节　化疗巧择时机　减少药物毒副作用 …………………… 149
第六节　手术和穿刺的“道与度” …………………… 152
第七节　民间的中医治癌例子 …………………… 157
第八节　治癌必须先调治脾系 …………………… 159
内经图 …………………… 174

第八章　中草药浴在抗癌路上的探讨 …………………… 175
第一节　药浴可以抑制癌的生长环境 …………………… 175
第二节　点、面调身体，大局能逆转 …………………… 179
第三节　因果转换的参考案例 …………………… 183

1. 调治、按穴、浸脚的效果（肺癌）…………………… 183

2. 四面寻病因　重结生命果（肺癌转脑转骨）……………… 185

3. 舌底癌患者的尊严和探讨（舌癌）………………… 190

4. 浸浴疏解乳腺癌后遗症（乳腺癌）………………… 193

5. 把"化疗魔怪圈"踩在脚下（乳腺癌）………………… 195

6. 晚期的生命之斗（乳腺癌）………………… 201

7. 调理子宫癌的体会（子宫内膜癌、宫颈癌）………………… 210

8. 运用易经智慧　力破转移难题（癌的变数）………………… 213

第九章　易经感悟　掘合璧之器 ………………… 225

第一节　调治癌症为何与《易经》有关系 ………………… 225

第二节　一个"阳"字照亮了调治癌症的道路 ……………… 231

第三节　展望中西治癌方向的《易经》应用 ……………… 237

后记：我的梦………………… 245

编后记 ………………… 249

序 1

广州医学院附属肿瘤医院　主任医师　邵汛帆

　　有一天，叶浩辉先生给我送来一份书稿，题为《求生：癌症患者的生命感悟》，让我帮忙修改和作序。在十几年前我们俩是缘于医生和患者关系而认识，由于我们在治疗和康复等问题上不断地进行了很多有意思的对话和交流，所以我们也就成为了好朋友。

　　我认为修改叶先生的书稿我是万万不能的，原因有三：一是读完以后觉得我从来没有切身感受过癌症患者的种种经历。二是我的能力有限，所幸中国的临床医学系学生在大学时候都上过中医学这门课，并且本人也喜欢读些中医学古籍，故可以理解书中一些有关中医学的问题，但是却远远未达能够修改他人作品的水平。三是觉得书中的一些内容与自己的临床经验和个人观点还有值得讨论商榷之处。

　　关于为本书作序，叶先生告诉我，他也是受许多病友嘱托而完成本书的写作，其中有很多还是我经治过的病友，也包括一些不幸故去朋友的留言，需要我为此书作序，因此我也不能推却了。当然，作为一名普通的医生能够受到病友们如此的信任我倍感荣幸，更让我下决心动笔的还是叶先生的鼓励。他希望我能够写得详细些、内容多一些，把我自己的观点、经验也能在此陈述一下。这恰好给我们医患之间提供了一个讨论、交流的机会，实在让人感到高兴。

　　癌症被世人冠上了"不治之症"的恶名，总让患者感到恐惧，使医生觉得无奈。本书描述了许多癌症患者的亲身经历和感觉，作为一个肿瘤科医生我从中学习到了很多东西，也有所感悟，对我的实际工作非常有帮助。而本书的宗旨在鼓励病友们树立与癌魔抗争的信心，这也是医生在临床实践中最需要做的工作之一。

　　我曾经见到过被癌症吓死的病例，一位身体尚好的早期癌症病友，在得知确诊恶性癌症的消息后，在还没有进医院治疗前的几天时间内生命就终止了，让我感到非常可惜，也让我觉得很难理解，但这确实是一个活生生的事例。后来，通过其家属了解到一个大致的过程。当时那位病友处在极度恐惧的状态，连续的失眠，滴水不进，旁人无法帮劝。我们或许可以解释为精神崩溃而导致不吃不喝不睡而亡吧，我总觉得人对生命的渴望源于心，对生命的放弃也同样源于心。人的精神力量是非常强大的，在可能创造生命奇迹的反面也就是我们看到的例子。为防止这种悲剧的发生，最好的方法是让人们了解癌症这种疾病，养成良好的心态，我觉得这也是叶先生这本书的重要价值所在。

　　疾病本身就是我们生命必须承担的一个部分，而癌症是众多疾病的一种，因此我们不应该惧怕疾病，更不应该惧怕癌症。当然，建立起一个良好的生命观是最重要的。

　　癌症之所以会引起患友们的恐慌，除了人们所泛传的"不治"之说以外，在医学上也确实存在许多未解之谜，也实在是一种难治的疾病。但是，难治不等于"不治"，更不是没得治。世界卫生组织的数据告诉我们，癌症也是一个可治愈的疾病。有许多像叶先生一样的患友可以获得长期的生存，过着正常的生活。作为一个肿瘤科医生，我觉得好的疗效是医生和患友协作配合获得的，因此对于叶先生的"救星"一词实在是不该接受。具有良好心理状态的，懂得营养饮食的，睡眠休息充足的，热爱阳光和运动的，能配合正规医学治疗的患友们通常都会获得更好的疗效是大家都熟知的。我觉得叶先生通过本人的亲身经历告诉我们的病友，得知患上癌症后不良的心理状态是非常有害的，但不幸的是那几乎是最常有的。以我个人所见，要克服这个难关可能需要我们在无病之时就建立一个好的人生观，更重要的是应该把生命理解成一个立体的整体，或许我们控制不了它的长度，但我们却可能掌握了它的宽度和厚度。因此，生活的质量必须受到高度关注，有意义地度过生命的时光最重要。

在叶先生的书中提到很多加强营养、提高机体抵抗力的方法，与当下时尚的养生话题很接近，我们也经常在讨论着这类问题。他把自己现在的良好状况归结为营养调理以及一些简便易行的自我理疗的功效是有一定道理的。如何饮食，也是广大患友在治疗前后提及的最常见问题之一，据说这也是他和患友们要把自己的经验写成书的原因和动力，希望他们的经验能够帮助更多患友们。

在很多年以前，叶先生也问过我同样的问题，可是我并没有太多这方面的经验，只是以一些常见的营养知识作答。时至今天，因为保养身体的需要，更是出于一点兴趣，自己对这方面的问题也做了一些观察，阅读了一些资料，在自己身上也做了一些尝试，逐渐悟出一些方法。受叶先生的鼓励，借为此书作序的机会简单陈述一下吧。一般的营养常识告诉我们，日常食品应该包含蛋白质、维生素、碳水化合物等基本成分。蛋白质的主要来源是动物的肉类以及鸡蛋牛奶等，当然也会来自一些植物，蛋白质是人类正常饮食中最重要的成分之一。因此我个人认为如果我们的患友不是长期的素食者，在病后是不应该戒掉肉食的。但是，由于存在许多不同的习俗，所以我们不吃各自习俗中禁忌的就好了，以免引起心理上的不适。维生素大多来源于我们食品中的蔬菜水果等，按照现在的观点，多品种的包括颜色多样的新鲜果蔬都会对健康有益。碳水化合物通俗地讲就是我们的主食，淀粉类食品，是我们力气的主要来源。至于不同的烹饪方法可能因地因俗而异，但本质上都是为了增加食欲的。在我国的广东省，人们喜欢煲汤和煮粥，我个人认为如果只喝汤不吃其内容物（主要指其中肉类）根本达不到摄取营养的目的，许多患友告诉我已经喝了很多的瘦猪肉汤，但是状况还是不好，体重没有增加。其实，我们不难理解，蛋白质在水里的溶量是非常有限的，我们喝到的只是带有肉味的水而已。另外，除了肉类，人们还经常在汤里加入中药类的材料，加什么料好？我的观点是因个人当时需要而定，如果是日常保健的汤水则建议根据季节气候的变换而食用相应的材料为好，单一方味的汤水常年食用是不合理的。把粥水当主食也是不妥的，许多病友因为粥水容易入口和吞咽经常以粥代饭，结果也容易导致能量摄入不足，原因跟以上情况一样。对于进食和吞咽困难的患者，食物搅拌器的作用非常显著，总之只要能用各种方法保持均衡足量的饮食就能保住体能。我有一位患友，由于张口困难，只能把各种食物用搅拌器打碎成流质，从口腔的白后三角区把自制的食品送入，长达8年至今仍健在。他的经验让我感动，也让我有了很好的例子去教育和鼓励其他的患者。叶先生的书，其实是在告诉大家善用自己的肠道吸收消化功能来使自己康复。

通过与叶先生的交流，让我忽然悟到一些临床疗效研究上的问题。我们普遍都能接受在众多的癌症患友里，患病后仍然能够保持开朗的性格，能够通过合理的日常饮食，适量的运动和日照，充足的睡眠而保持良好体质的人群无论在生存时间和生存质量上都是较好的事实。但是，在许多实际关于临床疗效的研究中，患者的加入却很少有这方面的甄别，例如患者的性格、饮食状况、睡眠状况、有否服用中药等。也就是说数据上很可能存在这方面的差异。关于中药，我个人浅见是目前没有确实的证据显示单独的中药治疗可以治愈癌症，而作为具有疗效的中药也必然存在药物的毒副作用，就如我们的先贤李时珍所说"凡药三分毒"，实际上许多患友在开始接受各种治疗的同时就服用了各种各样的中药。在我们的经验中就碰到过化疗后的患友，同时服用活血化瘀的中药后血小板异常地显著下降到危急程度的案例，这是医生与患友都值得注意的情况。在实际情况中，患友使用的中药几乎都是自己去找的，而且是口服的，而患者经常认为中药是无毒副作用的，一些变化很难引起患者自身的注意，医生也往往忽视了这点。

书中提及抗癌治疗里的一些具体问题，例如：计量、疗程、序贯等等。在我们的临床工作中就是一种个体化治疗的问题，当前也受到医学界的高度关注。实际上，它不仅仅是医生关心的问题，也往往是患者关切的问题。我认为现代临床治疗方案的制订，特别是在我国目前的医疗环境下，最好是在医生与患者完全清晰地交流沟通后才予以执行。对于患者个体特征的分类，除了现有各项检测手段以外，与患者本人的交流与沟通可以获得更多有价值的信息，这可能包括了患者的信仰、精神状况、经济能力、风险承担意愿等。叶先生的许多案例对这个问题的提示是很有意义的。

许多患友在完成标准的抗癌治疗后，几乎从不间断地煮服各种各样的中药，祈求不复发和不转移，煮药的神态俨然如炼丹一般。我觉得非常不解，因为恶性肿瘤的复发与转移目前仍然是一个世界性的医学难题，不是煮几剂中药能解决的。然而他们的精神好像被另一条绳索套住一样，至少心理上还是处于一个不够健康的状态。叶先生的对食疗和养生的感悟却能让我们从中获得启发，他通过自己的经历和实践告诉大家，可使用更多和更好的方法去对付癌魔，用更乐观的角度去正视癌症。对于书中的一些具体内容我是持有不同意见的，主要的观点是对他本人有效的东西不一定具有普遍性，但是正因为如此，我们才有了更广大的空间来悟出和找到适合我们自己个人的具体方法来保持健康。我想叶先生的书最重要的意义在于鼓励了我们，在于启发了我们。

　　希望我们的患友们都能坚强乐观地正视癌症，配合好科学的治疗，找到合适自己个人的饮食调养方法去打败可恶的癌魔。

2013 年 3 月 26 日

序 2

2012 年 8 月的一天，我如常到养君堂拿汤。养君堂的两位先生拿出一本书让我帮忙修改。因工作繁忙，未做太多交流即匆匆离开。晚上忙完回家已近亥时，卧床执笔捧书，竟不能放下。书中朴实的语言、真挚的情感、病中的迷茫、执着的探索到最后经验的总结和方法的指引，让人不知不觉中跟着作者一起走完了从绝望到希望、从斗争到新生的完整历程，也让自己不由得为广大癌病患者和亚健康人群感到庆幸：本书的问世，将会让有福缘的亚健康群体找到正确的健康之路，让被癌病困扰的群体及其家人找到与医生携手重获新生的希望。

九年前，长期过大的工作与生活压力，再加上一直不懂得保健养生，致使本人身体在 30 出头即出现各种问题，掉头发、冒虚汗、眼睛发炎、过敏性鼻炎、咽喉炎、肠胃炎、缠绵反复的妇科炎症等，经常畏寒怕冷，大热的天手脚冰凉，脸部腿部浮肿，上个楼气喘吁吁。现在经常笑谈彼时状态为更年期状况提前，从头到脚发炎。去医院多科治疗反复难愈的同时，因长期吃消炎药导致身体越发虚弱，精神状态也越来越差。所幸有缘在这一时间结识了叶浩辉先生，从此走上了饮食调理、经络保健、浸浴排毒的养生复健之路。经过三年的坚持，全身的病症几乎在同一时间内消失，只是肠胃还是多花了半年的时间才得到恢复。目前，健康的生活和乐观的心态已经成为习惯，作为家中的主妇懂得这些知识，丈夫和儿子也能在日常点滴中收获着健康和快乐。与叶先生和钱先生从相识到今天，已经成为好友，有事经常打电话请教，有好书和心得体会也会经常交流。一路走来，看着养君堂不断突破成长，看着一位位癌病患者在这里一天天增加着生的希望，心里充满着祝福：为他们的执着与坚持，为易医文化的发扬光大，也为广大在健康生活的道路上求索的人们。

作为本书的第一批读者，我非常认真地读了两遍，其原因除了是为完成两位老先生交代的修改文稿的任务外，更重要的是这本书自身的吸引力。内里充满了智慧火花所带来的启示，实在是让人不忍释卷。

在此，将我的阅读经验与各位有缘的读者分享。首先建议各位读者先阅读序言、后记，然后再去看一下第九章第三节的七个感悟，这会让您对本书有一个全面系统的认识。然后再从头开始阅读，去体会感受作者从黑暗深渊走向光明世界的过程，并在这个过程中找到适合自己的回春之路。

曾经山重水复，如今柳暗花明。有所谓：人有多大的量，就有多大的福。叶先生记无数病友之嘱托，体千万癌患之苦求，克服常人难以想象的艰辛，完成此书。其量其福，天地自知。

愿善者同安！

佛山市党校老师

2013 年 5 月 22 日

前　言

　　自 2005 年始，一个奇迹般生还的癌症康复者，拖着尚未完全复原的身体，竭尽全力，和志同道合的病友、朋友们在广州、佛山两地，先后开了四间为广大亚健康人群和肿瘤病患者煎熬营养汤液的铺子，至今已经有八年之久。他就是以养生战胜癌症，并愿把养生经验与大众分享的养君堂创始人叶浩辉先生。叶先生于 1995 年身患睾丸癌，三年后，即 1998 年又复发转移到后腹膜，治疗期间又出现了原发性胃癌。

　　两种癌不幸地都挂在了他的身上，在治疗的过程中，他有着对抗癌症的不屈不挠的"战魂"，还凭着惊人的坚强意志，历时十三个月，承受了"放疗、手术、化疗"等有关的治疗。在一个具有精湛医术、崇高医德的杏林环境里，在众人的帮助扶持下走出了"求生培训学堂"。他怀着感恩之心，用中华最原始的营养汤液，默默地为大众服务，勤恳地耕耘着中华养生之地。

　　在开店的过程中，经历了八年的风雨，叶先生也逐步成熟了起来。他亲眼目睹了许多癌症病友痛苦离去的全过程，深刻领会到他们彷徨无助的处境，替他们的无知和无奈感到惋惜和同情。怀着报恩之念，叶先生尝试把自己患病痊愈、治疗、调养的全过程和有关的争论摆出来，给大众一个参考，希望能给予每位患病之君，在治疗选择和健康调养方面一些帮助。

　　本书详尽地记录了叶先生患病、养病的艰辛历程，翻开了人们面对恶性肿瘤问题的崭新一页，让世人能够从另一个角度来认识和看待癌症，进而尝试用中华元文化之"道"，即《易经》、《黄帝内经》等书籍的阴阳五行思维和切身体会去分析说明癌症的成因及其危害性。作者还对当今治疗癌症的方法和康复的过程提出了许多良好的建议。本书是一位真正活下来的病者的肺腑之言。它用十八年的康复经历和易经思维说明癌症并不可怕。它告诫了人们，提醒了大家，要用阴阳五行思维去调理每个人的健康，如何掌握好饮食营养的"道与度"，进一步深入辨别清楚五行饮食的大方向。必须明白的是，健康的自然食品是调理人体的上品，它就存在于菜市场。运用"损有余，益不足"的"内经"思维，选择适合自己的营养汤和正确的膳食理念，真正用实践去提高人体的抗病免疫自愈能力，再结合四季的气候，灵活选用经脉按摩、浸浴等方法，就能有效地去抵御抗衡癌症。实践证明：继承好中华元文化，人体的小宇宙如果能够与大自然融为一体的话，那么，癌病就能够得到预防，顺天者生。

癌症如果不幸地降临在头上的时候，如何正确面对这一切，如何少走弯路，如何走出这片误区，本书都以诚恳的语言详细述之，它为你开辟了一个新的天地，也为你注入了新鲜的血液，曙光往往出现在意志坚强且坚持不懈的人身上。请相信大自然的力量，坚信自身的自愈能力，所有的努力是不会白费的。

本书也同时描述了四十一位康复者的康复道路。他们有的走了，也有的活了下来，但是，不管是走了还是活着的，他们都留下了许多值得寻思探究的经验。这些经验需要我们共同严谨地分析，荡涤思路，努力去寻找抗击癌魔之"器"，力求为己所用。这些康复者们的道路是很艰辛的，谁一旦在路上行差踏错，便会人财两空。在这里，我们只是把肤浅的经验和大家交流，提示大众，换个方法去看待癌症，就有可能得到很好的效果，健康之路会越走越光明，康复者的金牌便会披挂在身上。

本书既不像一部短篇小说，也不像一篇深奥的论文。它既是一本长篇的病后随感，又是一本肿瘤患者的健康指南。令人感动的是，本书的作者以真挚的语言详述了自身患癌的全过程，并对癌症治疗写出了精辟的争论。患病之人，手握此书心方能安定，阅读下去又不肯放手。难能可贵的是作者的文化水平并不高，学历浅，但学力高，悟性强，为了掀开癌症的神秘盖子，生平第一次不惮辛劳地进行"写作"，实在可敬！作为养君堂的一员，我有幸担任了此书的编写和修改工作。听了叶先生艰辛的患病经历，心里产生了一种由衷的敬佩之情，无形的动力令我下决心把他所有的辛酸苦咸甘都用文字编写出来，从执笔到修改已有两年之久。他那动人的语句，至今还久久回荡在我的耳旁，真是感人肺腑。

此书也得到了"健康养生沙龙"挚友们的大力支持，给出了不少好的建议和提案，他们人生经验的结晶同时也融入了本书的各个章节当中，焕发出集体智慧的绚丽光彩。在此对大家表示衷心的感谢！

养君堂将与大众一起，在生活上互相扶持，尽量少走弯路，学会衡量治疗方法，剔除瑕疵，给予每个人一个独特的饮食方法和调理意见，用慈悲的心去关心需要的人们，为大家的健康生存作出最大的努力。

养君堂 钱雲鐵

壬辰年　仲夏

本书里面陆续会提到一些难懂的词语，下面列表作肤浅的表述：

词语	备注
窝病	除患癌部位之外其他有关连的脏腑所患病的总称谓。
求生学堂	癌病患者对肿瘤医院的诙谐的称谓。
脾	本书指的是现代医学的"脾"和"胰腺"的脾系组成，详见第七章第八节。
气机	气机指人的功能活动，用以概括各脏腑器官的生理性或病理性活动。气的运动，简称作"气机"。气的运动形式多种多样，理论上可将它们归纳为升、降、出、入四种基本运动形式。
四边和中间	四边在本书里泛指人的四肢，中间指的是人的躯干和头部。
中土	阴阳五行中对人的脾胃称之为中土。
过阴治疗	现行医疗当中一些伤阴过度的不对称治疗手段以及一些伤阴的中西药物的疗法。
五调	道家把"调食、调眠、调身、调息、调心"称之为"五调"。
魔怪圈	癌症患者在接受过阴治疗后在五年恢复期内病情的反复范围。
九窍	世间的动物，胎生九窍，卵生八窍；眼、耳、口、鼻加两阴孔为九窍。
抗病免疫自愈能力	重症者通过质量高、数量多的独一特殊的营养补充后，所逐渐获得较高的抗病免疫自身痊愈的能力。
自愈能力	普通健康者通过正常饮食所获得的自身免疫痊愈的能力。
五运六气	木运、火运、土运、金运、水运简称为"五运"，它是人文的总结，它是一种时间的计算方式。根据干支的顺序、阴阳、五行，可以推演出某一年的岁运、主运、客运以及五运之气的太过或不及。六气指风、寒、热、暑、湿、燥六种气候特征，它们与地支配合，统摄一年的节气，表达不同时间的气候的变化特征，六气分"三阴三阳"。
天干	甲、乙、丙、丁、戊、己、庚、辛、壬、癸为十天支。

续表

词语	备注
地支	子、丑、寅、卯、辰、巳、午、未、申、酉、戌、亥为十二地支。
阴物质	泛指一切能提供矿物质和维生素等微量元素的自然界有形的营养物质。
三净肉	所吃的肉来自动物，不自我动手杀，不教他人杀，不闻杀的肉方为"三净肉"，此乃过渡权宜之法。人体内的微量元素和矿物质假如在素物中获得满足的话，方可脱离三净肉。[注]
奇恒六腑	指的是人体的"脑、髓、骨、脉、胆、胞宫"，此六腑是清净之腑，地气之所生，藏于阴，可补不可泻。
不对称治疗	人体在阴阳严重失衡，相互不能制约时，身体不能承受的最低极限的治疗，一旦过度，视为不对称治疗。

注：有宗教信仰的人，在用肉类养生的时候可以用"三净肉"来代替某些汤料。

第一章 癌症金字塔 高处不胜寒

第一节 黑暗的日子

当人生步入低谷的时候，人们往往用"深渊"两个字来形容，或者用"地狱"二字来概括。然而，这些形容都不能把我患癌、治癌时的感觉写出来。

身患癌症，我每天都坐立不安，如同爬上了癌病的金字塔顶，对着茫茫的夜空，求助无门，求天不应，求地不灵；心里每天都祈祷着有奇迹发生，然而，一切都漂浮在太空。

在患病的日子里，无论白天和黑夜，我都觉得生活在茫茫的夜空中。浩瀚宇宙中的黑洞无边无际、深不可测，任何人都不能控制自己，而任由大漩涡把自己旋进了黑洞。我的头脑里空白一片，两眼黯然无神，行尸走肉般地任由摆布，槁木死灰般的眼珠里只剩下了一丁点的求生欲望。

我拖着日益沉重的身躯，在暴风雨即将来临之际，觉得连呼吸都困难。我的心每天都如刀割般的疼痛，十分无奈地望着灰蒙蒙的天空，愁丝满脑。

由于重度化疗的缘故，脑壳顶剩下了寥寥几根白头发，稀疏地分布在凹凸不平的光头上，就像秋风扫过的黄泥岗，光秃秃的，宛如黑白无常。

没有了过多的话语，消失了欢快的笑容，留下的只是一张青白的、憔悴的皱脸。过早出现皱褶的脸庞已经失去了以往的容貌。此时此刻，剩下的就是坚强活下去的信心，这是我几十年来唯一的优点。在社会上打滚的经验告诉我，只有意志才能够把我从死亡线上拉回来。我默默地努力着、等待着、坚守着、期望着天空上会有流星飞过，给我带来好运气。

数次的化疗后，我心力交瘁，迈着颤抖的碎步，经常徘徊在无人的球场上，默默无语。我反复回想自己的人生历程，觉得走的每一步都没有违背自己的良心，心里觉得荡然无尘，想到这里，心中还存有一丝的安慰。既然上天要惩罚我，那就很好地面对吧。

望着远处的山峰，我心潮澎湃，思绪万千，以往坚强的意志又逐渐回到了我的身上。

第二节　瘤上身

一九九五年五月的一天，在洗澡的时候我发现下身的睾丸肿大得像鸡蛋般，而且毫无疼痛感，一种不祥之感突然涌上了心头，于是，我便连忙赶到市二医院泌尿科看门诊。

麦能斌医生初步检查后认真地说："病位无痛感，情况不乐观，估计是恶性肿瘤，回去安排好工作，明天来住院，准备进行睾丸切除手术，切断精索，摘除病变的睾丸。幸好这种手术风险不高，术后效果良好，应该不会影响到其他器官的。"

突发的病况令我目瞪口呆，但只能老老实实地住进医院准备接受手术治疗。切片回来的检验报告显示，我已经患了精原细胞瘤。当时，我还不以为然，很快就恢复了以往的心情。心想，人有病可以到医院去，开刀除去病患后应该是没有多大问题的，这就是常人的思维。于是，我马上入院接受了手术切除，一连住院七天，什么都乖乖地按照医院的步骤进行。

当时，我在大桥收费站工作，是高层管理人员。这是一个窗口单位，需要 24 小时 4 班轮流运作，很多事情都要自己去安排解决，所以，对自己患病的情况也认为没有必要向上级汇报。一走出医院的大门，我马上投进了紧张的工作当中，一天都没有休息。

我对于自己的疾病丝毫没有放在心上，当时认为，自己才四十出头，精力充沛，一百五十八斤的体重是应该能够抵挡风雨考验的。有病就去医院，现代高科技的医疗器械，在理论上是应该可以相信的。身体嘛，到医院里如同"修车"一样，"修理"一下就好了。然而，几年后的残酷事实证明了我的观点是错误的，现今的医院也并不是万能的，高科技的东西也只是一些检测仪器，不能过度地依赖。病不择医是那么的真实，醒悟和反思又是往往来得那么迟。

一九九八年四月底，我发现腰背上经常有阵发性的疼痛。当时，自信的我认为是湿热引起的症状，也许是休息不好导致的病患，当时也没有放在心上。直至五月份的一天，连晚上睡在床上都觉得腰背疼痛，无法平卧，数天没有大便，腹胀无胃口，只想饮水。此时此刻，自己才发现，这不是小问题，真正的大问题来了。

一天，我到车站去给朋友送行，当时连下车的力气都没有了，腰疼得直哆嗦。于是，我急忙去医院留院检查。经过核磁（MRI）共振的检查，我才发现事情实在是发展得太糟糕了。

当医生拿着 MRI 的照片来到我的病床时，晴天霹雳就落到了头上。他告诉我说，后腹膜的腰肾部位有一个芒果大小的肿瘤，已经压迫到左肾的下端，左肾已经出现坏死的状况，并且横锁压迫直肠，形成大便不通。估计是精原细胞瘤病灶转移的产物，不能用手术的方法治疗。

当时，麦医生建议我到广州去放疗。我仔细想了一想，觉得这话也对。当时广佛两地的医疗设备的确有很大的差别，佛山的设备就像一支大电筒，而广州专科医院的设备，就如同演唱会的专业射灯，两者的效果是完全不同的，于是，天真的我决定去广州医院接受治疗了。

此时此刻，我才真正意识到平常不好好保养身体的后患。事情越发严重，后悔已经来不及了。

几年前的睾丸肿瘤，经过手术切除，为何又会复发转移呢？为何书本上记载同类的病情可以在三年内平安无事，而自己离三年期限还差一个月就复发了，依据在哪里？自己是否被忽悠了？复发的根源在哪里？这次去广州医院治疗，还会再碰到什么困难呢？各类的饮食是否可以保障？能够平安回来的成数究竟有多少？……这许许多多的疑问充满了我的头脑。但是，一切都没有答案，没有方向，没有顾问，只有按照医嘱乖乖地去了广州的大医院住院。

殊不知，这还只是磨难的开始，自己在不知不觉中已经被狂风卷上了灰暗的天空，又像有一股强力的寒风把我扯回了万丈深渊。

同年的五月份，我到了当时的广州市肿瘤医院接受治疗。在这里，我有幸碰到了生命中的救星邵汛帆主任，他所领导的放疗科收留了我。

肿瘤医院坐落在白云山脚横枝岗路上，树木茂盛，空气清新，周边的气温比市区低了2度左右。好的环境也带来欢愉的心情，不禁令我信心百倍地住进了病房，一切的治疗都按照标准肿瘤治疗的方案有条不紊地开始了。

第三节　放疗魔力能翻江倒海

初进医院，触目伤怀，心里着实惊慌。我无力地靠在白色的病床上，腰背里面发出阵阵抓心似的疼痛，旁边床上又传来了病友的呻吟声，那痛苦的声音令我的心越来越紧。

我住院的房间在一楼，房间内没有电视，枕冷衾寒。一到晚上，昏暗的灯光下，阴风阵阵，寒气逼人，令人胆寒。门外过道上不时传来癌病患者的脚步声，一脚轻一脚重的，整个病区都笼罩着阴森恐怖的气氛。望着窗外漆黑的树影，听着风吹树叶发出的沙沙响声，整个魂魄都被握在了手心里，几乎捏出了汗。

幸好老婆专门请假陪伴我，灰暗的心情还有少许安慰。此时此刻，我心里只幻想着能够赶快治愈出院，在这个如地狱一般的地方，多待一分钟都有很大的压力。忐忑不安的心情像乌云般笼罩在我的心上。转念再一想，自己是个大块头，应该是没有多大问题的吧；然而，这是一个相当幼稚的想法，也是一个从未经历过放疗的人自然的念头。可事实往往和自己的意志相反，可怕的结果终归是要来的。

因为痛楚影响了睡眠，平时还不能平卧，当时的症状是大便不通，病情相当紧急。于是，邵主任在参考了佛山某医院的有关资料后便果断地做出了决定，在第一时间制定了医疗方案，立即上机放疗。

方案是放疗腹部的两个面和背部的一个面，每个面约 14 公分 ×10 公分，一天做两个面，即一天计二次，总共 58 次。我计算了一下，一个星期有五天放疗，大约有五至六个星期就可以回家啦！但这只不过是在理想状态下的推算。

放疗是用不同能量的物理射线对病灶进行局部的放射，以达到"消灭"肿瘤的效果。我是病灶后腹膜转移，所以，放疗的位置深度较深，而且面积大，相对的能量也大。

放疗的时候，仰着的人体由一条弯形的通道进入，放疗机就像一部 60 型摇臂钻床一般大，工作台可以转动摆出不同的角度，人就平躺在上面。定好位置后，就剩下我一个人孤零零地躺在这个空房间里。为了防止不必要的辐射，其他的工作人员都要在放疗期间离开房间。

放疗机会发出滴滴的响声，每个位置大约停留 35～40 秒。每一次我都不厌其烦地瞪着这部第一次进入视觉的放疗仪器，静静地希望它能给我带来希望，带来阳光。整个过程是没有痛苦的，以后就很难说了。

随着放疗次数的增多，我发现身体的副作用反应一天比一天剧烈，身体一天比一天衰弱，胃口也越来越差。连续五天的放疗，隐性的陆续而来的痛苦令我终于领悟到了放疗的滋味，它就像一台大型的"微波炉"，逐渐降低了我的抵抗力，每一秒钟都在吞噬着我的细胞组织，免疫力随着时间的推移不断下降。

在第五天的放疗后，胃口终于崩溃了。那时候，望着碗里的饭菜，根本就闻不到饭香和菜香。人体的嗅觉细胞似乎完全停止了工作，一个新的悲剧终于在我的病床上拉开了黑色的序幕。

勉强能放进嘴的饭菜，还没有进行咀嚼就吐了出来，胃里翻江倒海，连清水都呕出来了。鼻涕、眼泪、唾液混合成浆液，连同我肚里的苦水统统都往外吐，暗灰色的眼珠子也几乎同时冒了出来。咳逆，喘气，呻吟，痛苦得连其他病友都不敢看了。唯一能够进入口中的就是一些汤液，以及冲喝一些美国进口的营养粉。

我心里很明白，不进食东西，人很快就会垮掉。但是，每天翻江倒海作乱的肠胃，就是不给我一点情面，天天在折腾我。

住院后的第二个星期，我哀求老婆回去上班，免其一同活受罪。她只是晚上从佛山的家里熬一些鱼汤，再带上两个馒头，送来之后，看着我把它吃完才返回佛山禅城。

到了第七天，她看见我完全不吃不喝了，老婆就铁石心肠地说："你再不进食，就等着食元宝蜡烛香啦！"我的心里头一怔，内心跳过了一道蓝色的闪电，多么刻骨铭心的语言哦，它刺激着我内心那条虚弱的神经，从而让我迸发出要继续活下去的信心。

在那段困难的日子里，病区内的抢救室就摆着两个不吃不喝正在申请吃元宝蜡烛香的人。他们萎缩在墙角的病床上，无力地呻吟着，透骨酸心，这是一幅十分凄凉的景象，谁也不愿意走到那一步的。

再者，整个病区里没有一个人会大声说话，连行走都犹如幽灵般的轻手轻脚，笼罩在一片恐怖的气氛中。

面对这一切，有一个声音时时刻刻在告诉我"响鼓不用重锤，要坚强面对一切"，这是我唯一的精神支柱。

有时我在想，太强的放疗副作用能否有药物降解呢？带着这个问题，我找到了值班的莫志文医生，他笑一笑说："你放疗的是腹部，面积大，高深度，损伤肠胃程度深，无药物降解，故只能够死撑。"于是，他开了一些降低呕逆和提高胃口的药，但也只能舒解我的心态，作用是不大的。

入院的最初几天里，我每天只是做几分钟的治疗，其余的时间都是空闲着的。为了打发剩余的时间，我就像一个"肿瘤新兵"一样，到处串门听肿瘤老兵讲故事，学习他们面对肿瘤的时候，具有降龙伏魔般的心态（接受放化疗），有游走钢丝的勇气（介入治疗），另有吞玻璃式的饮食（喉癌病患者放疗后）和触雷中弹型濒临死亡般的悲惨经历，还有就是将来孤雁回归的日子如何计算出来。确认一下能否"飞"回老家。"回家"，这两个字看似简单的问题，但对于他们来说，的确是一个高难度的题目。

幸运的是，他们都会以"前辈"关怀"晚辈"的心态，亲口讲述所患肿瘤的经过，以免我这个肿瘤新兵会误入"禁闭室"。无论他们过去曾经是一个怎样的人，也许是大官，或许是百姓，但重病过后便成了脱胎换骨的裸人，善良的本性又重新回到了他们的身上。他们以真诚、大爱、无私的态度，博得了我的敬重。从此以后，我就不断回味、领悟他们的经验，步步为营，把好的经验为己所用，免得自己误入"歧途"。

听了"老兵"们的肺腑之言，我的心里泛起了一个念头，这也许是冥冥之中的预知吧。

　　一天，在沿着横枝岗路往市场方向行走的时候，我偶然看见一家定做皮鞋的小店，就鬼使神差般地急忙走了进去，即时量脚定做了一双适合自己脚型的黑色皮鞋。我当时的感觉就是盼望能够穿上这双新鞋，平安地回家去，迎接新的生活。

　　当时的冲动行为，直到今天自己都感觉无法解释。等到那双鞋做好后，我仅试穿了一下，就再没有穿过，出院后它就静静地放在家里的鞋柜里。直到 2011 年，老婆在清理鞋柜的时候才把它拿走了，但愿这双鞋能够把我的病魔同时带走。现在回想起来，酸甘辛咸苦的味道都一下子涌上了心头，久久都不能褪去。

　　我好不容易熬过了八天的日子，发现体重一下子减轻了 12 斤，经过 CT 检查，唯一得到的安慰就是腰里的肿瘤尺寸，已经减小了三分之二，腰也不疼痛了，病情的确缓解了许多。为了对付这个恶性肿瘤，我耗费了身体大部分的精血，是祸是福还是一个未知数。

　　但是，有一种现象，我感觉到必须要留意，那就是每天几次的大便都附带有白色的液体，而且散发着难闻的腥臭味，小便的颜色是混浊的白色。我寻思着，除了正常细胞受到核射线照射死亡外，应该还夹有肿瘤细胞的死亡尸体以及其他有害的物质。当人体的免疫系统遭到破坏后，其他五脏六腑应该也会出问题的，所有这一切，在以后的日子里，我才终于明白了其中的道理。

　　经过了十八天的放疗后，一天下午 4 点多钟，我突然出现了反胃现象，并伴随着井喷式的呕吐，其中还夹杂着一些血块，许多暗红色的呕吐物令我心惊肉跳，欲哭无泪。

　　不正常的呕吐，需要胃镜检查。于是，在第二天，我又被"折磨"了一个多小时，还进行了"活检"，但是，其结果他们一直都没有告诉我。

　　经过 58 次大面积的放疗，我已经是筋疲力尽、头昏脑涨、手脚发软、元气大伤、饮食停滞、肛门溃烂发脓、两便失调，流体物质成了我唯一的救命稻草。

每天晚上，整个人都处在胡思乱想之中，朦朦胧胧的就像漂浮在茫茫的大海上，生命如同走到了尽头。然而，有一个坚强的声音在耳边时刻鼓励着我："不能放弃，不能抛弃！"醒来后，已经是满头虚汗，后背已经湿透了，只有那个坚强的声音依旧萦绕在病房的天花板上，久久不能消散。

望着窗外篮球场上生龙活虎的球赛，我的心根本提不起兴致来。如今的我，已经是手无缚鸡之力。为了求生，只能萎缩在这阴暗的角落，忍受着人间最痛苦的炼狱考验。

后来，医生对我的病灶再用 CT 检查了一遍，唯一安慰的是肿瘤消失了，自己的腰背疼痛已经消失了！乍一看来，自己的努力没有白费，既然恶性肿瘤消失了，按照西医的理念就是快痊愈了。然而，只追求结果不驱除病因则会发生很多坏事情。晴天霹雳再一次响在了我的头顶，久久不能散去，又一个新的磨难接踵开始了。

第四节　胃失守

就在全部放疗的疗程结束以后，我独自一人躺在床上，暗自高兴地等候着医生的召唤。因为，"出院"的好消息很快就会轮到我的。突然，邵主任把我叫到办公室，并交给我一张纸。一脸欢悦的我连忙接过来一看，满以为是一张痊愈出院的报告，但反复看后，脸都变成酱色了，一切都觉得有点不对！为什么抬头是中山医学院检验中心检验报告？骤然，一盆冰冷的水把我从头淋湿到脚，刚恢复点心情的我却盼来了另一个胃部活检的坏报告。

这是一张来自中山医学院检验中心的权威性结果——原发性胃癌。霎时间，我觉得天昏地暗，连站立都不稳了。倒霉！碰黑！双鬼拍门！不该来的居然一起来了。至于发生的原因，15 年之后，我才终于悟出了其中的道理，这是后话。

当时，邵主任很严肃认真地告诉我说："当了十多年的医生，第一次碰到一个人会有两种癌同时存在于体内，这事就发生在你的身上。希望你能够勇敢地去面对，我会全力支持你的，放心！还没到绝路。现在，你先去办理出院手续。返回佛山后就立即到麦能斌医生的那家医院入院（麦是邵的知心同学），并由他去安排手术，请每天都刀不离手的专业医生来做，就按照世界卫生组织所颁布的胃癌标准来做手术。在手术完成的40天后，再回来做化疗吧。"

于是，我怀着忐忑的心情回到了佛山禅城，住进了市二医院，又去着手准备第二次的"战斗"。

入院的第一天，我们一家三口，去"天天"海鲜大酒楼吃晚饭。我狠狠地点了一斤最贵的虾，自己吃了半斤。嘴里还喃喃地说，先吃顿好的，不管以后还有什么三长两短，明日还不知道有没有可能走出医院，也许就在手术台上"永久安息"了，我的嘴角上闪过了一丝凄惨的笑容。

在动手术的当天早上，我精神恍惚，拖着瘦削的刚从广州做完放疗的身体哆嗦地爬上了手术小车。时间一分一秒地过去了，躺在小车上的我全身在不断地冒汗，在进入手术室的时候已经是浑身湿透了，又重新换过一套衣服。当护士给我戴上面罩之后，就迷迷糊糊地什么也不清楚了。当时的手术由麦能斌和林维栋等五位医生操作，成功地切掉了我百分之八十五的胃。

幸好在六小时以后，我慢慢地苏醒了过来，两眼很艰难地睁开了，模糊的天花板影子逐渐地清晰了起来。当时感觉全身冰冷，两个鼻孔插葱似地插了两根管子，很难受；胸前左右各挂了一个小棉包，连接着吊在身上的两个大空袋子，腹部也插着两个袋子。形象点的说法，就像身上挂着两个"手雷"，腰上还别着两枝"手枪"，俨然是个受了伤的士兵。

我当时身处"ICU"病房，亲属在下午四点半进来探视。当亲人们来到我床前的时候，一切都像做梦似的。我的嘴巴艰难地张了几下，无法言语，整个人就像泡在冰水里头，觉得刺骨般的寒冷。

七月里的天气，居然盖了两床棉被还觉得冷，颤抖的身体令我感到呼吸困难，手术的部位还隐隐作痛，四肢仿佛都被绳子勒紧了，动弹不得。我知道，生命还在与死神搏斗着，意志一旦消失，世界就会一片黑暗。在吸氧器中的气泡声里，我听到了心脏的搏击声，那个声音再一次地呼喊着我："要坚强地活下去！"

一个星期后，我终于能够勉强地走出病房，但是，身体必须要弯曲成45度角方能走路。原因是胃脏基本上被切除了，由于缩短了消化系统的路程，所以就必须吊着残余的胃来运化，过了漫长的六个月的恢复期才能够以常人的姿势走路。

躺在病床上，我的脑海里又回忆起了林维栋医生的医嘱："你的大肠、小肠都变成了快熟的肠子，发胀、发硬，这是前期放疗的结果。幸好清空了你的淋巴，才有空间把肠子放回腹腔，不然，你真的就很麻烦了。"想到这里，我心有余悸地对自己说，命不该绝矣！想一想，将近8米长的肠子，的确占据了很大的空间，整个腹腔基本上就只能容纳它了。我摸着肚皮上发硬的纱布，凄然地笑了一笑。

由于消化系统的重新布置，我的体重从158斤直线下降到110斤，近两个月的汤粥饮食，令我营养不良，九窍欠通。

为了迎接下一轮的化疗战争，我想尽了办法让自己能够食好，消化好。心里很明白，不能食就会一败涂地，胃土既然伤了，那就必须努力挽回之。于是，在短短的35天内，饮食从汤汁到粥水，粥水到稀饭，每天12次的小量饮食，不断地增加自己的营养，从而很快地恢复了一定的体力。这又一次证明了：能吃就能活，不能食则死。而且，还要食得合理，食得正确。当时，进食好五味是每天的必修课。如此衰弱，再不去调养好身体，哪来的精神去迎接化疗哦。我目睹过化疗的残酷，如果没有足够的能量是不能抵挡化学毒药对人体的侵害的。当时，我对如何正确地对付化疗，的确没有很深刻的感觉，也很缺乏对化疗的认识，它如何对人体产生毒害，将来会产生什么样的严重后果，这一切的知识都是很肤浅的。十八年后的今天，回想起来还心有余悸，战战兢兢，冷汗直冒。

第五节　重锤式的化疗　摧脏拔腑

1998 年 9 月的一天，我拖着疲惫的身躯终于又回到了广州的肿瘤医院，不安的心就如同将要被宣判的犯人一样，心里没底，只会怦怦直跳。

要知道，前面的放疗以及胃部的手术只是一种初级的枪弹拼搏，一直拼搏到筋疲力尽，弹尽粮绝。接下来的化疗，就如同战场上的刺刀见血，不是癌死，就是你亡，没有第三个选择。

吸取了以前病友们的经验，我加大了提供营养的力度，并安排好了各类的饮食方案，由佛山、广州两地的亲人们把营养汤包直接送到病床边上。每天斤把的肉量，二两的花胶，七两的鱼肉，天天熬汤喝。白天的 12 个小时内，都安排好了各种的肉汤进食。另外，新的电饭煲、油、盐、米粉、面条等等都有备份，这活像把一个小厨房也带进了医院，为未来的化疗做好了充分的准备。

首期的化疗时间安排了五天，另外有一天是进行手推针化疗。一个疗程使用的是三种化疗药，但愿这些"液体"能够帮助我恢复健康，不然，以前的努力将会是付之东流。

每天，我望着滴进血管里的每一滴化疗药液，盼望变成了不安，提着的心也随着时间一点点地收缩，恶性反应终于也慢慢开始了。

每天下午 4 点钟以后，我就开始发烧，一般都在摄氏 37.7 左右，感觉就像升浮在云里梦里或者飘浮在冰水中。星期一早上，医生还会追加一种 50 毫升的药来化疗，用的是手推针方式，完事后不到一个小时就发烧了。在此阶段，唯一能做到的是饮水自救，医生是不会随便开药给你吃的。由于还有呕逆的情况出现，对于一个刚做完胃手术的人来说是不允许的。为了解决这个矛盾，医生给我每天打了两次高效的止呕针，这是为了防止胃的伤口爆裂，应急的时候也只能这样做了。

但是，每天两支的止呕针都无法止住因化疗引起的呕吐。当时，我应急地想了一个办法来制止呕逆，就是用吸烟来止呕，结果令医生在查房的时候大有意见。我也只好苦着脸地如实相告。我十二岁就抽烟，入院后才戒了烟，现在发现用香烟能够制止我的呕吐，希望医院能够网开一面，特殊处理。医生淡然笑了一笑，也给我约法三章。就这样，我在吸烟的时候就离开病房，多看远处的景物，多在外面行走，呕逆的情况逐渐就控制住了。除此之外，我还另外选食卤水汁浸泡的餸菜，连每天的早餐都搬到球场旁边的石板凳上去吃。序幕慢慢被拉开了，一个特殊的患者开始了自己最特殊的饮食生活，史无前例！

脾胃的功能差了，就算桌上摆着山珍海味也无济于事，闻之不香，食之无味；一到医院的开饭时间，我也只是瞪瞪眼，舔舔嘴唇。没有胃口是一码事，还有一个大问题是每到开饭的时间，护工帮我去打饭，没等盒盖打开，老远闻到那股饭菜味就如同闻到了粪汁，呕吐就立即伴随而致。无奈之下，只好把整份饭菜倒掉，空着肚子待吊完点滴以后再想办法解决。

每次化疗的时候，自己都会刻意把点滴的流量加大，争取压缩点时间到外面去寻找合适的食物。

有一天，我没有打扮就出去觅食了，下身就穿着一条病号裤子进入了一家酒楼，被人家硬生生地赶了出来，恕不接待！我苦笑了一下，又像一只无头苍蝇一样跳了回来。

　　化疗期间的营养汤，我都基本上能坚持喝完。但一天的营养分量，只可以满足一天的初级需要。我是一个被割掉了百分之八十五胃的人，每天都要进食一定量的固体物质来撑着胃壁，让新胃慢慢长大。如果整天都饮用流质，那么，将来的胃就有大麻烦了。这与我化疗后会呕吐真是一对矛盾，如何尽快解决是当务之急。

　　为了防止呕吐，我只好到外面去找饭吃。所以，一吊完点滴，我就吸取了上次的教训，立即进行化装，一双白色的皮鞋、配上浅灰的裤子、超时尚的上衣，头顶一款新潮的太阳帽。当时，连护士长经过身边都认不出来，每天就这样小心翼翼地溜出去吃饭。说是吃饭，实际上是"学吃饭"，蒸了一条鱼也只能像皇帝一样吃几口，一小碗白饭居然吃了一个半小时。饭店中午下班了，自己还在那里磨磨蹭蹭，细嚼慢咽，貌似"斯文"。

　　晚饭时间到了，我提前就溜了出去，然后在街上慢慢步行，想吃什么就吃五分饱，一边还要等候家里人前来送馒头和鱼汤。

　　有一次去到友谊商店旁的"好又多"超市，买了两只红烧鹌鹑，带回到医院门口的大排档，坐了下来，点个鱼汤和白饭。店主笑着摇了摇头说："佛山佬，你真够胆，连红烧鹌鹑都敢吃。"我苦笑了一下，无言。因为这是被逼出来的呀，记得护士姑娘经常对化疗患者这样说："垃圾都要食饱肚子，吐了以后都要想办法再吃，绝不能空着肚子。"能食即生的道理大家都是很懂的。

　　一个月的时间很快就过去了，回到医院后，通过彩超的检查，发现肝区有回光亮点。于是，为了让肝脏有时间得到恢复，邵主任就让我减少了药的剂量，并提前让我回家调养，往后拖延了两个月后才继续去做第三个化疗，目的是多些时间调理一下肝脏和气血。

　　通过学习，我了解到化疗是利用人造化学药物杀死肿瘤细胞、抑制肿瘤细胞的生长繁殖和促进肿瘤细胞分化的一种西方的治疗方式，但是用化疗治疗肿瘤的同时，也将本身部分正常的细胞和免疫细胞杀灭了，肠胃不好便是化疗后的第一个不良的反应。

为了补充营养，我硬撑着瘦削的身体天天去街上找吃的，就像一个高级的瘦骨嶙峋的乞丐，累了就坐在路边的台阶上，经常是冷汗直冒，气喘如牛。难怪早已故去的病友们给肿瘤医院起了一个难忘又光荣的称号："求生学堂"，每天学习的课程只有一门——"求生术"。课堂上绝对没有一丝的噪音，与其说静默是学员们的"优点"，倒不如说是大家已经没有多余的力气来唠叨了。

到了第三次化疗的时候，奄奄一息的我已经实在没法进食粥和饭了，可口的汤勉强能进去一点，那是为了活命。有一天，我忽然看见窗外有个年长的患者在大门口旁的鹅卵石走道上光着脚板走来走去，而且天天坚持不懈。后来经我细问之下才知道，他是为了提高胃口才如此操练的。用现在的话来说，就是自我疏通经络，提高免疫力。悟性来了，于是，我也就天天到外面去踩鹅卵石。踩过之后，自己的胃口也在不知不觉中好了起来，而且还能吃点干饭了。

然而到了第四、第五次化疗的时候，无论你用什么法子都是无济于事的。生命的曲线随着化疗次数的增加而大幅度地下降，这是一种很有规律的条件反射现象，化疗越多，阎王派出的黑白无常就越快到来。愈来愈瘦的身体只剩下了皮包骨头，加上光秃秃的有点凹凸不平的头颅，真像无常的同类了。

当时，病房的窗门一天 24 小时紧紧地关着，我一点风也受不了，微风也能把我吹倒了，坚强的意志在那一刻已经土崩瓦解，身体本能地发出了要求停止化疗的讯号。胃口终于大败了，四肢无法动弹，筋软无力，唯一能动的就是两颗暗灰色的无神眼珠子。我本能地向邵主任申请不要再打第六个化疗了，因为实在是没有能量再来抵抗第六次化疗的攻击，他审慎地计算过后同意了我的请求。

好不容易等到了喘息的机会，我用尽最后的力气支撑着奄奄一息的身体，想办法早点爬起来，就是自己那时最大的理想。我逐渐进入了病体调理的过程中，意志战胜了病魔，幸运的是胃口在数天之后，终于有了一点起色。

我躺在病床上反反复复地思考着每次化疗的过程，终于悟到一个道理：自己的每一次化疗都间隔了两个月之久，而且各类的营养也到了无所不吃的程度，为何人体还受不了呢？难道说人体抵抗外邪的极限已经到临界点？身患绝症后，难道非要按照这样的治疗程序操作？这样的治疗符合大自然的规律吗？中华民族几千年来的古中医文化难道不能治愈像恶性肿瘤这样的疾病吗？诸如此类的问题充满了我的头脑，由于当时自己的中医知识很贫乏，所以也只能想到这些。

仰望着无边无际的灰蒙蒙的天空，唯一能够舒展的，是长长地叹了一口医院里那浑浊的邪气。

第六节 九死一生的感悟

原来以为需要一个多月的医治，却换来前后十三个月的住院治疗。在这期间，我亲眼目睹了五十四个病友一个接一个地永远离开了他们的病床，就像瘟疫流行一样，眨眼的工夫都去阴间报到了。他们都和我一样身患"绝症"，空闲之时，还常常交流治病的心得，每一张熟悉的脸孔天天都会在梦里和我聚会。他们临死的时候，身体缩短，体重极轻，仵工在收敛他们的时候，都会像提包一样一手提起他们的躯体，可悲之极！

当时7号床有个陪床的小青年严肃地对我说："辉哥，每个星期，我都会看见电梯里拉出几包'东西'来，就专门是那两个人做的。父亲有病，我只能尽孝来侍候，但如果出来打工，这样的工作，每天五百元我都不会去做，这里每天的所见所闻实在是太恐怖啦。"

此时此刻，我终于悟出了一条颠扑不破的道理：人生在世，身体健康乃是根本，金钱、权力、万物皆是云烟！

临近出院之际，主管的陈东平医生告诉我："回去后必须好好调理身体，做到能食、能喝、能睡、能拉，要在最短的时间内，调整好自己，避免以后并发症的出现。"当时，乍一听，我脑海里的第一个反应就是用中药来调理身体，于是，又马上找到了该院的中医师，好说歹说开了30副中药，以为这是后续的上好的良药。谁知道，这件事让精通肿瘤治疗的邵主任知道了，他很负责任地跑到病房里狠狠地批评了我一顿，说道："你现在做的化疗已经对人体损害极大，身体已经不能再承受其他药物的治疗，如果再开一些类似蛇舌草、半枝莲之类的中药来继续攻癌，那会受不了的，很容易引起其他症状的并发，千万要小心！"我听后委屈地说："中西药都不能吃，那以后咋办呢？""用合理的饮食来调理自己的身体，最好的办法是到菜市场去找吃的，食疗胜于药疗！"听到这里，我恍然大悟，连忙多谢自己的救命恩人，一切尽在不言中。

全部的治疗我都尝透了味道，今天终于可以出院了。不管什么情况，自己还能走着出来，住院的物件我只带着电饭煲和饭盆，这是延续生命的象征，其余的都给留下了。但愿一切患病的东西都能永远留在医院，心里头真的不想再回这所"求生学堂"了。

离开医院的时候，我心里充满着对所有医务人员的感激，我深深地吸了一口外面牛奶般新鲜的空气，头也不回地钻进了接我的汽车里，第一次感觉到外面的世界是多么美好哦！

第二章　病友们的启示

人间离别是苦酒，晓看病友横着走，昨日谈到悲欢处，今朝香烛映床头。

第一节　难眠的往事

在静谧的夜里，躺在自家的床上，我深深地呼吸着久别的气息，那是一种熟悉的、清香的自我气息。回想起住院的痛苦经历，脑海里不断翻滚着病友们的身影，我心有余悸，心神不宁。屈指算了一下自己所认识的病友们，他们大多数都走了，能打通电话一起聊天的病友随着时光的消逝，也越来越少了。于是，我也越来越孤独，想找个同病相怜的人都没有。唯一能够纪念他们的是过去的故事，在以下的各章节中写出来，也算是我对他们的怀念。值得注意的是，他们的成与败都给了我们一个提示，就是千万不要走错治疗和调养的道路。

阿全是我的一个病友，住在我的隔壁病房，当年28岁，妻子25岁，有一个女儿仅3岁，家里还有老父亲跟他一起生活。他们都是广东省南海市化工厂的职工，阿全患了鼻咽癌，曾经在佛山市医院接受过放疗治疗。

在出院三个月以后的检查中，他又发现癌细胞转移到了肝脏，于是，又重新住进了医院。

在住院期间，阿全和我成了忘年之交，还一起去茶楼喝茶，吃早餐，一起吃晚饭，或者一起煲粥、煮饭、炒菜，他家人每个礼拜都送两次汤到病房里，送来的都是红萝卜、玉米、蜜枣猪肉汤。

他刚进院的时候，龙精虎猛，年轻有为，从谈吐当中，我觉得他是在化工厂里吸进了太多的浑浊有害的空气，间接导致了鼻咽癌的发生。

他是在佛山市医院接受治疗的，出院后，由于家里的经济十分紧张，一个月后就上班了，下班后，晚上还开摩托车搭客，找外快来弥补经费。

他的治疗是介入治疗，经常看着他昏睡着由护士用小车推回了病房。每天，我都天真地希望他能治好，早点出院。可惜治疗都没有很好的效果，方案改用放疗与小化疗。

几个月的治疗后，他的身体状况越来越差，原因是很多的。一天听见他和姐夫在病房里吵架。事后，阿全对我说："姐夫骂我们在身体恢复期间同房，说一年里不能同房，一旦复发就无药可治，他已经再三提醒过，但我就是控制不住。现在后悔都来不及了。"

为了继续寻找"高人"，他的姐夫卖掉了家中全部的活鸡，卖了6000元，拿来交给了他，说是湖南株洲有个民间医生医肝很有名，叫他去碰碰运气。

于是，阿全"失踪了两天"，在一个晚上，六点多钟才回到医院，吃完饭后，我过去问他情况，他有气无力地讲："医生是找到了，他没开药，也没有收钱，只叫我试吃些冬虫夏草炖猪肝，太无奈了。"

瞧见他面黄肚胀，我心里的确不是滋味，年末的一天夜晚，他撑着沉重的身体摇摇晃晃地来到我的床边，声音嘶哑地对我说："医生叫我出院回家过年，也就是这两天的事，今年的春节估计很难度过的。"说话时，他的眼眶里已经溢满了无助的眼泪。他悄然离去了。

那年的初三，我特别打了个电话给阿全，他的家人很悲伤地告诉我，人已经在年初二过世了。我默默无语，沉思了许久才长长地叹了口气。

这个病例有三点值得我们深思：一、大自然假如受到了严重的污染，则人类的患癌者会不断地增加。二、营养假如跟不上治疗的步伐，还不断做出伤害身体元气的行动，那么，人体五脏失衡的时间就不会离得太远了。三、鼻咽癌是人体头部的病症，用化疗真的能很有效地控制病情吗？

第二节　治疗鼻咽癌

一个汕尾市的银行副行长，四十多岁，同样身患鼻咽癌。在院治疗的时候，住在单人间，夫妻俩出双入对，相当恩爱。

由于妻子以前是湖南省武警医院的医生，后随夫转业到汕尾市人民医院，是一个主任医师，医学调理自成一套，也不断地找一些中医生来调理。

住院期间，他接受了 2 次化疗，35 次放疗，在出院后的半年期间，大量服用蜈蚣、蝎子、甲片煅灰等一系列的清热祛毒的药物，以为可以根除病根。然而，这也违背了古中医的学说，在祛毒的过程中没有严格地按照五行六气的易经医理去分析病情。我的医生曾经对我说过，放化疗已经是人体的极限治疗，倘若再用驱毒的中药来攻击人体的五脏六腑，则会出现意想不到的伤害。在病情发展的每个阶段应该不断用食疗"三补一攻"来调理好人体的各个脏腑，力争在 120 天到 360 天内迅速把人体的抵抗力提高，也就是把气血回复到病前 2 年至 5 年的水平，把免疫力提高到新的高度，届时再用古中医的办法排毒。至于如何排出毒素就是关键的关键了，应该选用以食物为主的方法，充分发挥自身自然的排毒功能，切莫过量地乱用药物，这就是一般癌症患者调养的基本守则。

预料中的事情终于发生了。银行副行长在半年后的一天，胸口突发性地感觉到剧痛，入院进行骨扫描检查，确诊他的左下肋骨已经有两条发生了病变，这是癌细胞的转移结果。他的妻子看到丈夫的检验结果后，也不断地提出各种疑问，然而，事实终归是事实，她迷惘了。

鼻咽癌是奇恒六腑之病，用化疗往往会适得其反，在不恰当的时机假如做了不该做的事情，伤及了人体的宗气和元气，那么，以后潜伏的危险是很大的。再者，在做了许多的西医治疗后，假如还不断追加中药的清热解毒，忽视了人体的自身营养的补充和自身免疫力的提高，没有把住最佳的底线就会出现许多意想不到的恶果。

第三节 长者的治疗

同房的病友钱伯，广州人，刚退休在家，61 岁就身患淋巴癌，表面看来，他的身形如同 70 多岁的老人。在住院之前，他用中药调理了两个月，疗效不是很好，浑身上下是摸不到淋巴结的。

为了治疗好身体，转东转西，他也只能试着走进肿瘤医院接受西医的治疗。然而，他也没有想到，一旦跨进里面，就再也不能走着出来了。

钱伯进院的前一天，不小心丢了一件物件在地，蹲下去捡的时候，居然不能站立起来了，当时他感觉不对路，所以才急忙来住院。

医院检查后，一直找不到原发病灶。但是，钱伯已经被确诊为癌细胞全身转移，必须要马上进行化疗处理。由于他的身体状况一直都不是很好，又连续服了两个月发散的中草药，加上长期缺乏营养的补充，身体状况很糟糕。

我观察了他平时饮用的汤水，都用萝卜、菜干、蜜枣、猪尾骨或猪肺等一些常见的食材。

于是，我询问钱伯："退休后经济很紧张吗?"钱伯无奈地回答道："家里盖房子借了钱，虽说自己有个首层店铺出租有四千元的收入，但借钱包了辆出租车给两个儿子打工，剩余的钱不多，所以平时都要勤俭节约，希望能够早日还清债务。"他无奈的表情透露出了其家庭的辛酸。

由于长期以来营养严重缺乏，加上患者本来的精气神就相当的差，所以在首次的化疗过程中，他就出现了头晕、脸发青，身体发冷。白细胞（白血球）下降至0.8×10^9/L，（4~10是白细胞的正常结果数据范围）。患者必须马上输血。紧急关头，我还帮忙打电话给他的家属，通知他们来医院履行签名手续。医院立即对他中止了化疗，但为时已晚，大约过了半个月，随着病人体内各个脏器的衰歇，他也就默默地走了。

该案提示了我们，一个长者，到了六十岁的时候，心气的曲线不断下降，所以，要想接受西医的化疗，要谨慎地选择各种方案，还必须要养精蓄锐，提高气血三个月以上，才能小心接受治疗。假如自身的能量不足，免疫力低下，那么，还是以保守的方法来对治恶性肿瘤为妥。

第四节　与癌共生存

同房的陈伯，90岁的高龄，是一个退休的海员，心态十分好，有着爽朗的大海般的性格，声如洪钟，家住广州海珠区，他是一个和癌共存亡的好例子。

他身患食道癌，肿瘤有4公分大，严重影响了吞咽，但经过放疗以后，原发病灶已经减小了三分之二。陈伯也越来越开心了。陈伯的陪护人是他的小舅，都快 70 岁了，可笑的是，从外表看来，陈伯的体质比他还要好。

之后的日子里，陈伯的胃口很好，每顿三两饭，而且是风卷残云，10 分钟就可以吃完了。瞧着他吃饭的样子，我吞了吞口水，看着自己碗里满满的饭菜，真希望有那么一天我也能够狼吞虎咽地吃饭。然而，自己的情况和他截然不同，他有着海员般的强劲体魄，加以存有"糊涂"的心态，顺其自然，心态平衡，吃得也营养充足。虽然已有 90 岁的高龄，依然生活很有规律，整天很少在病房，走路铿锵有声，这才是别人真正羡慕的原因。做完放疗后，陈伯回家调理了一个月，回到医院打了一个低剂量的化疗就算了，以后就真的与癌共舞了。

这个例子只说明了一点，心态的因素是十分重要的。能吃就能生，胃败则会亡，脾胃的重要性在陈伯的身上得到了充分的体现。

第五节　因果轮回

1998 年，我在医院接受放疗的期间还发生了一件令自己终生难忘的事情，这对每个人都敲响了警钟。

我的病房隔壁住着一个四十多岁的身患癌症的男人，少言寡语，很少说话，平时无精打采，瘦得皮包骨头。一天早晨，护工们进进出出，对房间消毒了很久，我觉得很奇怪。

清闲之时，我向护工追问个究竟，护工说："那个人死了，可能是报应哦！"这半拉子的话讲得出奇，我又求护工细细道来。"这个人病了半年，起初，老婆会偶尔来看一下他，相互间很冷淡。当其病情严重，全身转移的时候，她就很少出现了，患者病危的时候也没有跑过来看望一下。"原来，这个所谓的老婆是患者的二奶，原配因为他到处拈花惹草，用情不专一，早年就离开了他，还把唯一的儿子带走了。

当患者生命垂危之时，"二奶"自然就远走他乡了。良心让他终于醒悟，于是，在他清醒之际，曾多次打电话给原配夫人，求她把儿子也带上，并说有物件交付予她。然而，在他六个月的住院期间，日盼夜盼也不见有亲人前来探视。于是，他带着怨恨、悲伤和后悔，不甘心地断气了。

护工接着说道："他死后的枕头底下，只留下了一本没亲人认领的存折，里面有五百万元的存款，哎！他的原配真有骨气哦！"

听到这里，我又一次领悟到了人生的哲理，正所谓：大凡恶病均由心生，心态平和则五脏平和，才能百病不侵。人间世事谁无过，行善积德阿弥陀，佛说三世因果经，别到亡时钱多多。

病友们一个接一个地去西天拜佛了，但愿他们安息吧。在我出院以后，起初，孤单一人，拖着残缺的身体，不断在生与死的关口上徘徊。如何走出这片沼泽地，成了我今后人生的最终目标。怎样才能调养好身体，回归到正常人的生活，鞭策着我在以后的日子里摸着石头过河，做到一步一个脚印。但是，恢复身体却又是一个相当艰难的痛苦过程。

第三章　重获新生

第一节　雏鸟学技

暴风骤雨的日子过去了，剩下的时间就是如何把自己的生命延续下去，活好每一天。要知道，这才是最艰难的工作哦！

出院了，该做的都做了。在肿瘤医院里，我看到的是满院愁眉苦脸的人们，听到的也是悲哀的呻吟和撕心裂肺的哭泣；在这个求生学堂里，送走了五十四个亲密的病友，目睹了他们的亲人们痛苦欲绝的表情，它们像烙印一样刻在了自己的脑海中。我沉默了许久：这种不对称的治疗是否就是一种"终极"的治疗，试想一下，把命都弄丢了，治疗又何来意义呢？难道现代医疗就没有一种可靠的、保险的、安全的方法治疗癌症？这个问题在以后的日子里反复出现在我的心灵深处。或许，我也想多活些日子，因为自己还没有抱孙子，老婆还年轻。一种男人的家庭责任心令我一定要很好地活下去，而且要活得开心，活得有意义，我要尽微薄之力帮助一些身患绝症的病友脱离苦海。首先，必须先调理好自己，不然，一切努力都是白搭。

伸出自己的手臂，看到因为打化疗血管变得硬邦邦的，我心里时常在想，大概全身的血管也都是如此了，像铁线般的静脉血管连中号针都刺不下去。我心里掠过了一丝凉意，究竟还能活多久？自己的身体将来能否调理好呢？想到这里，不免浑身打战，回想起当初冷冰冰的化疗药液就是那样源源不断地注进了自己的血管里，身体内健康的干细胞和癌细胞都同时受到了化学毒液的攻击，那是多么可怕的事情哦！现今，我要把身体调好，必须从现在起，食好、睡好、拉好！然而，这话说起来容易，做起来是极端困难的。化疗后的医源性损伤反映在自己身上是这样的：

第一个症状是自己的心脏受到了化疗的影响，心力衰竭，心气虚、兼血虚甚也。因此，在睡觉的时候，是不能侧向左边的，心律不齐是最主要的原因，能够维持生命已经是万幸了。这种情况一直维持到今天，看来终身都不能摆脱了。

第二种症状是体重严重减轻。每食用花费一万元，能增加一斤的体重就是幸运了。出院的时候，体重只有110斤，足足减轻了48斤，望着秤面的重量数字，我长叹一声说道："能活下来就算好了，但愿天遂人愿，多活一天算一天，也不要求太高了。"此时此刻，原本不信佛的我也开始念佛了。每天都烧香，但求消除孽障，早日解脱苦难。阿弥陀佛！就算急来抱佛脚也好安慰余生也。

第三个症状是全身无力，经常会发生腹疼，而且容易疲劳，失眠，气喘如牛，这是化疗严重伤害了肝胆的结果，厥阴和少阳经络发病。因此，必须解毒消炎，平肝明目。还有的就是牙齿开始脱落，经常发生牙周炎，牙龈萎缩等症状，每晚又要起身小便五到六次，这也说明了肾脏的功能也受到了严重的损伤。每次化疗过后，全身的体毛都没有一处会生出来的，这证明了化疗对皮肤、毛细血管和神经系统的伤害程度何等的严重。

由于放疗产生的医源性损伤，我的一部分肠子已经熟透了，还经常会发胀。这都容易引起放射性结肠炎。拉肚子，便秘的症状也会伴之出现。被切割掉百分之八十五的胃如何才能迅速长回来，令我的消化功能恢复正常，所有的问题都急需解决。脾胃不好，其他的脏腑又如何能够早日恢复原来的功能呢？能食则生，不能食则死。

残胃是最容易引起旧病复发的，在住院期间认识的几个"胃友"都是在三年后病灶复发走的。这些苗头已经开始引起了我的高度重视。

经过化疗以后，我的白细胞参数曾经低至 $1.8 \times 10^9/L$，骨髓损伤严重，将来容易发生骨髓板结，这就需要自己快速地提高自身的气血，并且要经常坚持运动，才能防止板结的情况出现，迅速恢复健康。

对于我的治疗，大面积的放疗和胃切除都是一些大的手术，由于手术过程当中失血较多，为了减轻并发风险，原来的医案要对我输入 1200cc 的血量，最后还是保守地输了 800cc，接着又做了五个大剂量的化疗。三个治疗的叠加损害，对一个患者来说，五年的生存概率趋向于零，一般没有成功的例子，实在是令人心惊胆颤。

上述的各种情况如果处理不好，综合的疾病随着时间的推延，复发的几率是相当高的，我绝不能允许这种情况发生在自己的身上。虽然出院的时候，邵主任反复地交代我去菜市场才能解决问题，但是，究竟要吃点什么，如何吃呢？这个问题令我迷茫了许多年，到了最后，才从老祖宗的《易经》之中找到了答案。原来食物也分五行，金、木、水、火、土包含了十分深奥的道理，世间万物均有五行，它们以阴阳的模式立于天地。这样，古中医的易医思维开始一点一滴地灌注进了我的脑海里，令自己有了一个明确的方向。

在这之前，我也曾试着找过佛山市的林其端老中医来调理自己，这位著名的老中医医德很高，并且医术高明。他问清楚我的过往病情后，对我坦白道："我从来都没有接触过肿瘤，也没有这方面的经验。经过化疗、放疗后，你的脉象很乱，不像一般的患者，实在是难以把握。如果需要的话，可以开点龟鹿保肾液回去吃。"我十分理解老中医的心情，但也十分佩服林医生能对我讲实话，这是一个真正有医德的医生才能说出的真话。这样，我就灰心地走出了医院，最后一点求医调理的心也终于灭了，如今，只能乖乖的每天跑菜市场。在康复的艰辛道路上，不断证明了营养才是调养的根本，一点都不能疏忽。

我终于醒悟过来了，也就从那一刻开始，我每天翻起了老祖宗的养生书，一本本地嚼，一句句地领会。我要把中医养生的灵魂找回来，首先把自己救回来，然后再去帮助别人。

另外通过学习，我认识到人的营卫之气是十分重要的。人受气于米谷，谷气入肺并传输入五脏六腑，清气为营气，浊气为卫气，脉内行的是营气，脉外流的是卫气，它们共同守护着人体。由此可见，营卫之气是来自于脾胃，脾胃好了，营气充足了，人体的五脏六腑便得到了充盈的气血补充，免疫力就会迅速地提高。在卫气的保卫下，人的体力就能恢复，营血运行而卫气温和，体质健壮而抗御力强，疾病就不容易侵犯，精、气、神就有希望回复。

开始用食疗调整身体的时候，我是根据患者相互之间提供的食疗方子来煲汤喝。当初以为食疗是一件很简单的事，仿照别人煲汤的方子，煲出来就能喝，能吃进肚子里就可以了。但是，真正做起来的时候，才发现事情并不是想象的那么简单。我吃了田鸡焗饭后，整晚都干瞪着眼睛，久久不能入睡；喝了用蝎子煲的瘦肉汤，也是越喝越没有胃口，连手脚都没有力气。1999 年春节前的一天，在上厕所的时候，我两腿突发无力跪倒在地上，把摆在柜台上面的瓷兔也打烂了。有人说"肿瘤患者不能吃煎炒食物"，我马上就天天蒸，天天泡食，结果一个月下来，看见饭菜都不觉得香，胃口是越吃越差，脸色是越调越黄黑，也就是说，脾土都败了。

数年后，我才知道脾是最怕湿的，加上南方的空气湿度太大，怕湿的脾脏一旦失去了它的吸收功能，就令自身的饮食失调，营养大量流失。最初几年的调食都令自己的脾胃湿上加湿，结果是前功尽弃（中医所称的脾脏，请参阅第七章，第八节）。

于是，如何运用合理的饮食来调理身体，就成为了我每天的必修课。时间一天天地过去了，为了进一步加快痊愈的步伐，还必须找到高人来指点，将会事半功倍，少走弯路。我这只雏鸟只有不断地努力学艺，才能把握好养生的尺度，令身体得到最佳的康复。

第二节　叶生生医馆

当我心情平静下来的时候，我想到我的舅母。她是民国佛山镇叶生生医馆的第三代传人，在 20 世纪 50 年代到 80 年代，因为她对小孩食积的治疗有很经验，还发明了小儿专用的"积散"，而"四缝穴位针刺法"则是她家传医术的一种。佛山人都亲热地称她为"积婆"，她是名扬佛山市几十年的名老中医。在朝阳卫生院里一直看诊到退休，退休后还继续行医，她今年已经 93 岁高龄了，近两年才交给女儿叶小梅来继续看诊。

我带着满肚子的疑问询问舅母，取得了很多养生的启悟和经验，为后来的养生事业打下了坚实的基础。

说起我的舅母，下面不得不简单介绍一下她的人生经历。

她的太公就是辛亥革命前佛山镇有名的叶生生医馆传人，擅长医治刀枪箭伤以及奇难杂症和小儿生积等症。原来的医馆设在南海罗村芦塘墟上。当时，南海、番禺、顺德一带的百姓无不慕名而来，求诊问医。但因为历史风云变幻，三起三落。他为人憨厚，医术高明，劫富济贫，穷苦的百姓他酌情收费，甚至免费赠药，但对富人却开出很高的诊费，因此，得罪了不少的权贵地痞，一些天灾人祸也会经常出现。

1920 年末，我的外祖父用一年的积蓄约一万元大洋，在原佛山镇筷子路上，建成了一座两层共 820 平方米的水磨青砖大楼（现今是筷子路 12 号），馆内的家私和医疗设备共花费了八千大洋，成为了佛山镇很有名气的医馆。新中国成立后，佛山中医院成立初期还租用该楼作为住院部。

抗日战争时期，由于西医介入中华，无数的中医受到了打压，叶家也在战乱中逐渐衰落了。

民国末期，我的母亲和舅父都要自谋生路，走南闯北。记得我母亲年轻的时候还经常到佛山婴堂（叶家庄）去串门。叶家庄药行和叶生生医馆的掌门人是叔伯兄弟，该药行于辛亥时期就消失了。以往，家人常常去莲花路的教堂做礼拜。1949 年后，根据当时的土改政策，我们保留了罗村芦塘的叶生生药材铺以及筷子路的叶生生医馆等物业。1963 年叶生生医馆被没收充公。

在"文革"中，舅父因为成分问题遭到了非人的待遇。一个漆黑的晚上，叶生生后人居住的小屋门前开来了两部大货车，抄家的抄家，翻箱的翻箱，多少明清时代的古医书被烧掉，所有的医案、医书、手稿都像垃圾一样被装上了大卡车，去向不明。一场从天而降的人祸，只留下了三代人的悲哀、恐惧和无助。

我的舅母当时也被赶去了恩平的"五七干校"接受"再教育"。一家人各奔东西，分成三处求生。

我的舅母原是罗村上柏大牛皮行的千金，幸运的是，舅母得到了一些叶家祖辈的医术真传，在嫁入叶家后，由于叶氏医术是"传媳不传子"，故在叶家的医海里泡出了名堂，成为了第三代传人，那时的佛山人，无不翘指称颂。现今，许多佛山市的老人回想起儿时生积的时候，就是"积婆"把他们治好的。

2000 年春节期间，我们一家去给舅母拜年。一见到舅母，她老人家热泪盈眶，嘴里嘟囔着说："只要能走出医院，任何事情都会有转机的。"言谈之中，舅母说起她在十多年前也曾患过肠癌，她老人家的这一番从未说过的话，令大伙都打了一个愣。难道说癌症还能够用其他的古法治疗吗？抱着这个念头我继续询问舅母。她又继续说道："由于便秘时间长了，做手术的时候，肠子爆裂，腹腔里都被粪便弄脏了，光洗腹腔就花费了手术医生很多的时间。后来，就打了一个低剂量化疗，甚至连头发都没有掉多少，出院以后就在家里慢慢调养。因为当时家婆还在世，需要我来照顾，以后的化疗我自行取消了，主治的医生也没有过来追问，自己就连最基本的检查都忽略了，唯一能做的事情是在家里熬点中药，煲点汤水，十多年的时间也就混过来了。"

听了舅母的话，我恍然大悟。原来用药疗和食疗就能把术后患癌的人治好，这么说来，自己也能够依法学之了。以后，我就可以在舅母的帮助下，试一试真正的民间疗法。想到这里，心里的一块压了一年的大石头终于搬开了，我感觉到这一天特别的温暖，十分舒坦。

舅母接着又说道："按照太公老人家的教导，大病后需要的是营养汤，中药是其次的，饮一锅有营养的汤比多吃几副中药都好。"又道："中药选择的是祛湿、补气、补血的药，选何种食物就要你们自己挑了。""药食同源，是大家所熟悉的道理，汤能够使人体容易吸收食物析出的营养成分，而且要根据不同的天气、不同的人群、不同的体质来选择不同的汤水。否则，喝错了汤水都会令人拉肚子，甚至肚疼、头胀。几十年前，有病的人都是用煲汤的办法来调理身体的，以前的穷人没钱买肉，只能买些骨头和下脚料来配中草药煲汤；现在人们逐渐用药代替了汤水来治病，实在是不可取的。吃药的习惯这样一直演变下来，就成为了今天人们病了就吃药的坏习惯！有病的时候，首要考虑的是喝什么样的营养（阴阳）汤，这才是中医的养生思维。五六十年代，佛山升平路、锦华路和公正路的街道铺面上就有很多店铺卖野葛菜煲生鱼、罗汉果煲猪肺和鸡蛋马蹄糊等等。到了经济困难的时期，因为什么都需要配给，发了各式各样的票证来限制人民的饮食，肉票、鱼票、粮票，凡是能吃的几乎都要凭票证来供应，这就大大限制了用煲汤调理身体的传承。当时，人们连饭都吃不饱，又何来营养汤水调理呢？再看看现在的凉茶铺，剩下的人只懂卖凉茶了。唉！"
这些话的确令人深思不已。

临走的时候，舅母教导我说："给自己一个爱好，带着一些问
题，特别是调理身体的问题，力争钻研进去，花些心思和时间，力
争把古中医文化传承下来。多看点中医书、中药书，学中医养生必
须多学点中药的药理。养生是没有医院的，它的药房是大自然，一
般的中医通过自学是能够成才的。还要多跑菜市场，用汤水来调
理人体，同时也会用到各种各样的中草药，这就需要你认真地感
悟好叶氏的家传本领，造福街坊啦。"舅母的话语句句在理，我都
铭刻在心上。

第三节　调理要到菜市场

调理就要到菜市场，这个看似普通，听着玄乎的理论终于在
我的脑海里扎了根。

我是叶家的第四代人，从小到大在母亲、婆婆、舅母等老前辈
的熏陶教育下，十分喜欢食疗。

食疗是母亲晚年最为重视的事情，每逢过年过节，母亲都会
捧出最好的汤上桌面。尤其是我得病以后，她经常吩咐我的爱人：
"要想尽办法买些好的食品来煲汤，不要嫌贵，不要嫌麻烦。营养
补充好了，一切都能迎刃而解。"

从此，在出院后的时间里，我弓着身子天天跑菜市场，日日啃
读养生书，还每日坚持走鹅卵石子路，这段日子可谓重生矣。用食
物调理的日子让我一步一个脚印走过来了。曙光终于出现在眼前，
也让我感觉到了前景，看到了光明，看到了希望。

初到菜市场，面对满目的活鱼、猪肉、果蔬和米面又如何去选
择呢？如此简单的问题可能令读者觉得困惑，如果更深一层去了

解各种食物的来源，你就会大吃一惊，无数劣质食物的泛滥的确令大众心惊肉跳。

到市场上买东西，的确是十分困难的。现今的特供产品也有许多不达指标的因素，各类缺失的微量元素也远远不能满足人的需求。许多重金属的含量指标严重超标，还有化学农药对土地的污染，贫瘠的土地上种出来的果蔬已经难以养人，靠饲料饲养速生的牲畜也不会健康。因此，以大自然来衡量食物的好坏是最为恰当的。这也难怪许多人一到假期就开车奔向山区，奔向大自然去找吃的，那里的味道当然和城里有天壤之别了。

想想当今产生癌症和各种肿瘤的原因，其中的一条就是人类没有很好地保护大自然，另外就是无数垃圾食品造成的恶果。层出不穷的造孽食品满天飞，这说明了什么？说明了人丧失伦理道德后会产生多么严重的后果。自然要和谐，社会也要和谐，而社会的和谐则要靠人道，要靠中华元文化。

第四节　大自然眷顾的生还者

2004 年的一天，我回到广州肿瘤医院复查，其结果令邵主任很吃惊，他十分认真地说："真是奇迹，真是奇迹！一般情况下，你的状况在 2～3 年内就会出现并发症，直至器官衰歇，死亡。你的痊愈是大自然的眷顾。我行医十多年，还是第一次碰到这种特殊情况，这些年来，你是如何搞好养生的呀？"我的回答很简单："就是心平气和，饮食合理，加强锻炼而已！"邵主任拍着我的肩膀继续说道："叶先生，你生活上已经没有太大的负担，不如辞退了工作，出来专做养生汤饮，帮助有需要的肿瘤患者，行善积德吧。"

谁能想到，一句半开玩笑的话，果真令我辞去了原单位的工作，选择了养生这个行业。我曾在广州金花街与广医肿瘤医院的横枝岗路旁，陆续开了两间养君堂小店，专做营养汤，旨在帮助有需要的朋友和病友共渡难关。也为自己的康复之道积累经验，获得了一定的效果。既能直接与患者沟通，又能接触大量的个案。虽然做得很辛苦，但能在实践中迅速提升自己各方面的营养调治经验，取得了一定的口碑。它符合佛家的行善积德之举，这也许感动了上苍，令我能够活到今天。

通过进一步的学习和了解，我不断地研究如何用食疗的办法来抗击肿瘤，帮助有需要的人群。为了更多地了解癌症产生的病因，克服患者恐惧无知的心态，克服患者会错误单纯地把一切生存希望寄托于药物治疗上，我必须在饮食营养上有突破性、建设性的进展。

经过了多年的钻研和实践，我们以易医为指导，选择以食物汤饮为主要内容来构思和实践我们的养生健康咨询业务，特别是在协助大众如何走出恶性肿瘤病的阴影做出了一定的尝试。下面，我把肤浅的感悟和一些基本的思路和方法写出来，这是自己历年来阴阳调理的全过程。

第四章　五调身体的核心——营养（阴阳）

第一节　动物为阳　植物为阴（食中阴阳）

用食来调理人体，必须要遵循一个原则："用寒远寒，用凉远凉，用温远温，用热远热。"即是用寒之物时须要避开寒冷的气候，用热之物时应该避开炎热的气候，如此类推，这是食疗的大原则。

古中医对人体的调理，大致分为五个步骤：调食、调眠、调身、调息和调心。无论你是大病初愈，还是处于亚健康状态，都应该进行五调，这是根本之法。

自古以来，要想身体健康，就必须平时调养。把一个繁体字"養"字拆开来看，养以食为基础，上王下食，食乃养之王，暗藏之意不可忽视。接下来的就是如何食了，食分阴阳，分升降，分五味，五味入五脏，各自主调一个脏腑。平衡饮食就是平衡五脏的阴阳，平衡好五味，过多过少都会对人体产生不良的影响，还会破坏五脏的平衡。

世间的食物和草药均是以五味来入局的，五味的苦、酸、甘、辛、咸，同样可分出阴阳，根据不同的味道来调理人体五脏的平衡，这是中华先贤总结出来的精髓，也是调理人体的最高境界。从类别上分，动物为阳，植物为阴，如何配搭好这种阴阳关系，是首要的任务。"营养"的同音是"阴阳",我姑且把它们联通在了一起,从而得到了一定的启发。

紧接就有三个问题要提出来了,人对五味如何进行选择呢?五味的进食量是多少?如何根据时令和地域来判别之?这里面就涉及了大自然的四时和《易经》对人的五行论述。每个人都有一个有别于他人的食疗方案,互相之间是不会相同的。这也是一个循天、循人、循地的深奥的问题,以后的章节中还会逐步详细论述的。

调食,就是在适当的时令选择一些对自己有益的食物,吃多还是吃少,这才是关键。这里面涉及人体先天的五行强弱如何,只有把这个弄清了才能进一步地解剖出其中的奥秘。这些年来,我反复思考着在住院期间其他病友的饮食习惯,的确有所发现。

• 曾有一个病友,因为身患鼻咽癌,主治医生反复交代他要忌口,然而,所忌之物却又言之含糊。在他的长期治疗之中,每天都只能吃四样东西,瘦肉、排骨、青鱼和菜心。病情不是很理想,终归也去了。

用现在的观点分析是营养配置出现太大的偏差,没有调理好肾阴,营养量不足,形成津液不足,滋阴沉降效果不明显,气血耗亏,无法维持生命。

• 第二章说到的病友钱伯,他每天也是用菜干、红萝卜以及蜜枣煲猪尾骨汤。他吃后也不见得复原得快。到最后,还是一命呜呼了。

用现在的观点分析是营养选择方向不清,配置不合理,营养量严重不足,忽略了滋阴沉降。那么,何来气血养命呢?

• 还有个病友,身患肺癌,家里人不知从哪里抄来的五色素汤,以为是日本营养大师的配方,对人体会有足量的补充。殊不知,做到第二个化疗的时候,两脚均已经肿了,肾功能一败,医院不断用白蛋白补充都无济于事,小命还是被黑白无常吊走了。

用现在的观点来分析，肺癌的调理主要是加强气血的大量补充，需要大量的动物蛋白和胶原去直接补充，动物蛋白具有阳气，五色素汤充满阴气，营养汤需要的是升阳暖肺的功效。

人到 28 岁以后，身体机能逐年减退，通过植物合成蛋白的功能下降。肿瘤患者，若单靠植物蛋白的饮食，取消了动物蛋白的有效补充，只会逐步失去人体所需的营养蛋白，并影响吸收和合成功能。原本患了癌病就是营养不良，气血运化无力造成的，那么五色素汤又能帮上什么忙呢？

• 有些病友经过食疗，居然也活了下来，这让我深思了许久。澳门的一个病友，患了鼻咽癌，他来到广州接受治疗。每个星期末，他都往返澳门去煲好营养汤，用的是两斤海鱼和其他中药作基料，住院期间就反复食花胶粥，到 30 次放疗结束后，他的医源性损伤比其他人低，而且痊愈得很快。当然，这也是他的先天体质所决定的，所以，不同的人是要用不同的汤来调理的。

用现在的观点来分析：鼻咽癌基本上是肺金旺，花胶是调理肾阴，有沉降功能，有丰富的胶原蛋白，海鱼是含有咸味入肾。他的饮食都是以肾水为基础主食，并且数量足品质高，合理运用了降肺金的功能，所以效果明显。

• 广州电池厂的一个技术员，患了结肠癌，还转移到了腹腔淋巴，经过手术、放疗和化疗后，结肠粘连，便秘而去。他的日常的食谱是瘦肉、发菜和蜜枣。

用现在的观点来分析：他的营养搭配不合理，忽略了肝、胆、胰、肾的同步调理，这个汤还有抑制脾胃的作用。在治疗上急进得太快，只顾得上攻癌，却没有留足营养调理的空间，造成身体吸收困难，营养缺乏，无法滋养生成气血。

综合以上的五个病例，反映了饮食的重要性，无论你没病或有病，都要特别注意养成良好的饮食习惯。在广东地域，湿热天气居多。由于靠近大海，南方的气候又相当潮湿，空气的相对湿度经常在 75% ~95% 之间，因此，南方人所喝的汤大都是祛湿祛寒的。如果喝了与体质相反的汤液，将会产生不好的效果，还会严重地破坏人体的五脏平衡。

现今社会食物的质量日益低下，制作又过于"科学化"，远远不能符合人体的阴阳需要。因此，如何正确地吃东西，就成了人们天天都要关心的大问题。

然而，肿瘤患者所喝的汤液却应该有的放矢，绝不能想当然地、盲目地自作主张去翻版别人的汤，这样做到头来只会落得人财两空，或者人在天堂，钱在银行。

在住院期间，我鉴于以上的情况，在许多病友面前许下诺言，以后倘若活着出去的话，一定开几间煲汤的店铺，用正确的汤液饮食来帮助肿瘤患者和亚健康人士，这也是我开办养君堂的原因之一。

我先后拜读了古中医的四本名著：《黄帝内经》、《难经》、《伤寒杂病论》和《神农本草经》，得益匪浅，觉得应该用顺从大自然的思维来考虑天、人、地的密切关系，特别是调治癌症。古时候，中医养生是没有医院的，它只有走向大自然，天地万物是古中医的大药房，光蹲在小房间里是永远不能把人调治好的，更不用说调理一个人的五脏六腑。想到这里，我的心里来了一点灵感，简单地说，在以后的日子里，每年就根据春夏秋冬不同的季节，每日参考不同的时辰来吃各类的五行食物，力求达到平衡饮食。

选择食物煲汤调理身体的原理，就像我以前从事的机械加工行业一样，先要了解清楚各种不同材料的属性，对木、铁、钢、铜、塑料和橡胶都要分别选择对应的机床，不同精度的机床用来加工不同性质的材料。对机床的整体基础要选择好稳定性，要符合机床运转时产生的高速失衡，要耐冲击，耐变形，耐震动，一切都要符合 ISO 的国际标准，才能加工出精度高的零部件。

人体的身体是爹妈给的，是最基本的基础，先天的因素也决定了你后天的一切。得了病就得像旧机床一样，只有降低条件正确使用，加强保养，选择好润滑油，保证一定的技术精度，才能勉强加工出合格的零件来组装机器。

这里的润滑油就如同我们的食品营养液，润滑好心脏，才有可能调好其他脏腑，使人体这部复杂的"化工机器"运转正常。

人以食为天，这是生命延续的必要基础。面对遭受了重创的身体，如何提高阳气，补好阴液，成了我急不可待的任务。

借鉴了祖先们的经验，参考了其他患者的食谱，又从保留下来的古医书中吸取了无数的营养，受伤的心灵窗口里忽然闪进了一道亮光，豁然开朗的心情如同沐浴到了春天的雨露。我发现用营养汤液来调理自己，就可以不吃药物，把自己逐渐调理好。事实上，在出院后的日子里，我一点中西药都没有吃过，这是因为是药三分毒的概念牢牢地钉在了我的脑海中，固若金汤。

在出院后的头三年里，市场上适合的食品我大概吃了数百斤。大体估计一下，三个月中，每花费一万元就增加一斤的体重。三年后，体重从110斤升到130斤，步步艰难，一路风险，可谓是痛苦的历程。风风雨雨，意志不变。为了第二次的生命，为了家庭的幸福，自己是不能再失败的，也不能三进宫，如果再进宫，可能就会永远做"宫主"了。因此，我只能勇敢向前！这里面有医师们的鼓励，有至亲家属和朋友们的关怀，更重要的是有顽强的意念支撑着我度过了许多个漫漫长夜。就这样，春去秋来，历经艰难，终于让我熬过来了。

在那段艰难调养的日子里，自己拖着"轻飘"的身体每天踩着一部破旧的单车，气喘吁吁地跑遍了佛山市区的各个菜市场。由于开始我还弄不清楚如何买适合自己的食品，于是就用最原始的办法，先不着急购买，利用人的本能反应，在周边转了三圈后，觉得对某种食物有兴趣时再问价购买，打问清楚如何炮制后，就买回家试着食用或煲汤。煮食选用对应季节的蔬菜基本上是没有多大问题的。但是，有些食品就要十分注意了，特别是有添加剂的食品，更要小心翼翼，因为自己的肠胃已经不能再受伤了，一旦弄坏了它就很难痊愈。

前面说到，所有的食物都分五行，都有升降沉浮的属性，天有风、热、寒、湿、燥、火六气，地有苦、酸、辛、甘、咸五味。每样食品都会受到天地的影响，因为万物都生长在天地之间。因此，必须顺应天意，而不是逆天而行。我就按照这个概念挑选各种食品来调理自己，一点都不能弄错。上午该喝的汤就不能放到下午喝，有的汤液还要分好子卯午酉各大时辰，这样，钱就不会浪费。食品的吸收准确及时，人体就相应得到了最佳的营养，事半功倍，相得益彰。

《素问·生气通天论》曰："阴之所生，本在五味"。五味与五脏有其对应关系，饮食的五味能滋养相应的精气，把损伤或休眠了的五脏六腑机体唤醒并进行保护。

学习《脾胃论》以后，你会得到如下的感悟：药、食皆以气味为主，补泻在味，随时换气。气薄者为阳中之阴，气厚者为阳中之阳，味薄者为阴中之阳，味厚者为阴中之阴。辛、甘、淡中热者，为阳中之阳；辛、甘、淡中寒者，为阳中之阴；酸、苦、咸之寒者，为阴中之阴；酸、苦、咸之热者为阴中之阳。故辛、甘、淡、酸、苦、咸是味之阴阳，又为地之阴阳；而温、凉、寒、热则是气之阴阳，又为天之阴阳。气味的生成，乃大自然的造化，每种物质均有气有味，有效的药疗食疗方剂都离不开气味学。

实践证明了饮食得法会起到事半功倍的作用，但是，目前很多患者和家属都会不分五味饮食，甚至过分地忌口，或者饮食过度，饱食或乱食，形成了五味偏嗜，导致脏气偏强或偏弱。不仅本脏受伤，亦伤害其他内脏的精气，从而加重了病情，暗藏了病灶转移的危机。

《素问·生气通天论》谓："味过于酸，肝气以津（泄越），脾气乃绝；味过于咸，大骨气劳，短肌，心气抑；味过于甘，心气喘满，色黑，肾气不衡；味过于苦，脾气不濡，胃气乃厚；味过于辛，筋脉沮弛，精神乃央。"（所食用的食物如果酸味太过，那么，肝气的疏泄就会过度，乃会伤及脾胃；如果咸味太过，支撑人体的主要骨骼会容易劳损，并伤及肌肉，抑制了心气；甘味太过，也容易引起心气虚，生土过多，伤及肾气；过度吃苦的食物，人的脾胃难以运化，吸收不良；如果过吃辛的食物，会伤及肝脏，令筋脉松弛无力，好的精神散发不出来。）药食五味运用于治病养生，必须要掌握好"以平为期"的原则，滥用都会反受其害。再说，每个人的脾胃都有所不同，水谷入口，掌握"度"的失控也会导致人体发病。《阴阳应象大论》云："谷气通于脾……六经为川，肠胃为海，九窍为水注之气。"胃气一虚，耳、目、口、鼻，俱为之病。

经过了八年的摸索、实践、研究、思考和感悟，我发现肿瘤患者的饮食调养和普通的饮食调养差距很大，这与体内营养物质的多与少有很大的关系。

据西方的有关报道，人体内每天至少要有五十九种以上的微量物质来补充，对患了大病的人以及肿瘤康复患者来说，这更是相当的重要。经过放化疗的极限治疗已经把原来人体内的营养物质消耗殆尽，阴阳两虚造成精、气、神基本上已经全军覆没，元气大伤，五脏六腑都处于过度阴虚的状态。它就像一个营养沙漏，所有的营养都将被消耗掉了，最后的精气也只能靠着点滴的阳气维持生命，故四肢都松软无力，胃口不开。

人体为了抗击活性自由基，就需要更多的抗氧化剂，在此过程中，它需要一个支持系统，这就需要大量的铜、锌、锰、硒、叶酸和各种维生素协助抗氧化剂来抗击活性自由基。这些矿物质和维生素都是来自大自然的各种健康的自然食品中，而不是来自副食品，不能食用转基因的食物，更不能用含有添加剂的食品。

所以，一日三餐的食物是人体的主要营养，占全天入口食物的90%以上，药食同源的食物只占10%以下。肿瘤患者要加大营养，其解决的办法就是调整三餐的结构。要不断选择一些富有营养，且容易消化，不容易吃饱的食物，使人每顿饭前能产生饥饿感。另外，每天安排12个小时以上的时间去均衡喝好营养汤（其操作按养君堂的煲汤工艺操作），同时多饮用鲜榨的果汁，持之以恒；既迅速补充了营养，又能同步以补充津液的方式把堵塞的体内通道疏通，通过补泻结合，让气血输布充盈，阴阳逐步恢复正常。

我们通常把动的比喻为阳，静的比喻为阴，或许可以认为动物为阳，相对静止的植物为阴。万物都有阴阳，达到阴阳平衡为最好，人的身体也是达到阴阳平衡之时才会健康。

癌病上身，其病因是严重阴阳失衡，要从根本上去调整，必须先从饮食上入手，而后才去选择适当的药物治疗。

用肉类煲汤，全世界的人都有这个经历。用肉类配豆类煲汤是地中海人的长寿汤，西餐的牛尾蔬菜汤，就是一个典型的西方人的营养汤。我从鬼门关里打转出来，关键就是喝好合适自己的肉类汤。

有些中医讲：肉生痰，鱼生火。服用中药的时候，都要求病人要忌口。这是无可非议的，但是，对于癌症病人来说，忌口要换个角度看待，因为杜绝了必需的营养，一切都会消失的。

我觉得对于癌症患者来说，应该是相对忌口。癌症患者是寒邪对五脏六腑入侵的最终结果，一旦配了合适的营养，那么，阳气就有了，它就会把寒凉的垃圾排出体外。换句话来说，能够产生寒痰出来相对是好事，因为阳气已经在上升了。

鱼生火，吃了鱼，有活蛋白的快速补充，各脏腑有能源输入，这就像有一团无形的火附在身上，令人感觉暖和，补充了阳气，推动了阴血的运行，方能把寒湿之气驱走，这是否就是好事呢？

一个人有先天的基础体质，还有后天的体质，这就决定了每个人应该以吃什么动物和植物为主，少吃哪些动物和植物，这需要十分清楚地知道。每个人的食物都有一个食用的条件和食物的数量关系，肿瘤患者更要注意，这就"损有余，益不足"（人体内的五行一旦不平衡，就应该剔除多余的五行食物部分，补充不足的五行营养，以达到"金木水火土"的平衡）的易学思维。关于忌口的准确说法应该是：患病期间少吃不符合自身的食物，有助于治疗和康复。

至于有些人吃了肉或鱼，感觉到不舒服，那么，可能是你的上、中、下丹田没能贯通而导致运转乏力。这个时候就应该去做"贯通"的工作，健脾开胃，运化脾脏，而不是斩脚趾去避沙虫，碰壁以后就不敢再碰了是一种误解。癌症患者急需营养去养气血，挽救生命容不得我们随便去忌口。我们应该选择符合自身条件的肉类和鱼类来吃，这才是明智的举动。这个经验，是十多年以来数千个案的最终论证，大多数是用生命总结出来的。

所谓贯通的工作，重点还是在营养汤里。首先要根据其先天体质的大方向来确定肉类的种类、数量；损有余，益不足，有阴有阳，注重升降有序；再结合当前脉象和天气季节，适当选配好煲汤药材，逐步调整和健全一个患者的康复方案。其次可以用经络穴位辅助按摩以及静心调息，白天多用慢步走的锻炼方法，还可以用八脉调气等方法去贯通之。

既然癌症是长期寒湿滞、气阻和气弱引起的，也就是阴气过重，阳气太弱。在营养配置上，肉是阳，药是阴，那么我们应该怎么去理解操作呢？

多年来，我每天都去菜市场，通过以90%以上的三净肉类，配10%以下的煲汤药材，组合成了一窝汤的自我养命实践，换来了十八年生命的延续。康复者之名逐渐挂在了身上，一年又一年地熬了过来，这是个奇迹。说通了也不是奇迹。因为，我只是遵循了阴阳平衡的饮食法则，以食代药进行调理，小心地规避了是药三分毒的游戏法则罢了。

有的读者可能会问道："肉类煲的汤与营养类的针药在癌症患者身上有差别吗？"

人体出生以后，上天赋予人体的构造是以大自然的食物来维持生命的，五脏六腑、全身细胞都接受和适应着大自然各种活食物的信息。也就是自然食物孕育了我们，不管是健康人还是患病者，自然食物——"活蛋白"营养才是人类的标准营养。

营养类的针药是急救或者短期的急补用品，长期使用，将会造成人体内信息紊乱，改变了五脏六腑运行质素，严重时会丧失肌体活动能力。广东省人民医院保健组组长就曾对病人说过这样的一句话："能吃的话，吃一只鸡蛋补充的活蛋白，要比吊一瓶胺基酸的死蛋白好。"这就是两者之间的差别，值得大家深思回味。

换言之，人在接受放化疗期间，如何把握好营养的补充是一个最重要的关节，手术后的合理营养将让你的生命得到延续。人在未患大病前，要防病于未然，要筑好防火墙，也要正确地掌握好自身的饮食。护好脾胃，使到五脏六腑得到均衡的营养补充，不至于急来抱佛脚。要清晰地知道，现今的许多癌症患者并非死于癌症本身，而是死于缺失活蛋白营养支持的癌症治疗过程。

对肿瘤患者的所谓"早期、中期、晚期"的患病阶段，必须要分别对待。自己必须要有一个清晰的思路来判别自身的营养水平。如何往自己的营养沙漏里添加营养，这对于每个肿瘤患者都是一个考验。假如你没有认真调理好身体就去接受重度的放化疗，你的活命概率就趋向于零。

如上所说，必须重新摆正调理的方向，才能补充好营养，这才是活命的根本。

东方的古中医养生都是基于自然平衡的原生态环境。当前，健康的食物缺乏，社会上人为造假，饮食不得法，得不到正确的信息，诸多的原因往往令人们无所适从。直至现在，无论你是大官还是平民，无论你是富者还是贫者，无论你是高学历还是低学历，都因为"高速"的经济发展，人人都"营养过剩"。有病的时候大多数人还是以药为本，忽略了商业社会带来的垃圾食品对人体的危害。久而久之，对身体造成的危害将会越来越厉害。

大自然中的飞禽，人们都认为是野生就好吃，就能补身体。孰不知道，飞禽也要分清楚能吃还是不能吃，要知道吃腐的飞禽和不干净的飞禽是不可以吃的，且不同五行体质的人吃同类的飞禽也会产生很大的差异，甚至会中毒。飞禽分辛温、甘寒、咸寒、甘平、甘温、咸平、酸温，也有大毒和小毒之分。如猫头鹰（古称：鸱鸺；也有称鸱鸮）带酸微咸、小毒之物，此为不祥之物，古方罕用，近世治传尸劳瘵，专取阴毒之味，以杀阴毒之虫，所谓祛风止痛仍须考究。现代人还专门开车到山中去寻找此物来吃，究竟是好事还是坏事呢？吃过之后会有什么样的感觉呢？

现在，有些人长年缺乏劳作或运动，还无知地暴饮暴食，严重地造成了脾胃内伤，气血耗损，阴阳失衡，令致病的概率大大提高，癌症病患者也不断增多，以致人们谈癌色变。

有的人喜欢偏食，还有些人喜欢忌食，一些父母每逢礼拜天就大鱼大肉地款待儿女，自己也狂喝滥吃。最后，弄得浑身是病，一发不可收拾，劳损了五脏六腑，后悔已经来不及了。

肿瘤患者所需求的营养要按照人的"精、气、神"来分析，并从患者有形体质方面去考虑，这包括人的身形、脉象、身高、体重、气色、血色等等，这与中医的八纲辨证是很相似的。从人的表里、虚实、阴阳、寒热就能判断人的身体是否健康，下面是我的一些食疗心得体会。

人活于世上，身体会迎合春夏秋冬季节的变化，一旦有误，便会得病，特别是饮食不能乱套。人以食为天，这句话里的真正含义是要按天道规律去吃，而不是逆天乱食，乱食就会得病，烦恼和病痛就会随之而来。

另外，现今的食品是不是富有营养呢？下面举个例子来说明一下当今食物的营养水平。

一个食疗方子：童子鸡一只，山药三钱，枸杞子二钱，沙参、玉竹各三分，每天炖服，连服数天，对肺肾病有滋补的功效。

这个药方拿来讨论，就有很多的争议，古时候的童子鸡是真正大自然的产物，其身体里的维生素很多，也有很多矿物质，因为当时的鸡都是真正的走地鸡，而现今用催生饲料养出来的鸡其营养就大打折扣了，营养成分不到过去的十分之一，因为这是小鸡的营养量。现在的鸡种，最少重量都在 800 克左右，去毛后余重就550 克，一只鸡的营养远远应付不了人体的营养需要。特别是肿瘤患者在治疗期间的营养必须要比正常人的营养高出 4～5 倍，以上的各种药材也要选择恰当，数量上也要有所加减，才能获得真正的疗效。其余的食品也是如此类推。所以，肿瘤病人要想真正补充好营养，必须摒弃过去传统的思维，要升级换代应对当今社会环境的变化才是明智的选择，要用动态的思维去处理一切饮食问题。

从营养学的角度来说，成人每天要获取的营养量都不同，特别是身患肿瘤病的成人患者。我建议最基本的蛋白质摄入量为，男性 85 克/天，女性 75 克/天，膳食纤维每日的摄取量为 35～50克，钙的摄入量为 500～800 毫克/天，胡萝卜素每天的摄入量是800 微克，维生素 D 的摄入量为每天 10 微克。还有其他的，如维生素 E、B、C 等也要及时补充，重症者还要加倍。放化疗过后，人体的各种维生素大量流失，因此，以上的营养量还必须要翻几倍地加量补充。要重复强调的是，最好是从自然食品中获得以上的营养为佳。

多年的饮食经验告诉我，当你的阴阳类营养回到了一定的临界点的时候，身体得到了平衡，那么，你抗病免疫的自愈能力就会逐渐恢复，痊愈的机会就可能会奇迹般地增加。阴阳的逐渐平衡将带来身体整体的舒畅，并意想不到地发生一些变化，我自己就是这样的幸运者。

接下来，如何让营养物质能够很好地被身体吸收就成为了当务之急。以后的调眠、调身、调息、调心都是围绕着如何进行调食这个中心展开的。

第二节　营养是睡眠的保障

睡眠属阴，静而生血，养血也。

深度的睡眠能够迅速增高自身的血液含量，所有人体淋巴系统都要在深度的睡眠里得到免疫细胞的补充。再说人体的肝胆在深度睡眠的时候，特别是在子时和丑时，能够得到大部分血液的滋润，以保证第二天早晨精神焕发。人的一生大约有1/3的时间是在睡眠中度过的，睡眠质量对生活质量的影响不言而喻。

当人们处于深度睡眠状态的时候，可以使大脑和身体得到休息、休整和恢复，有助于人们日常的工作和学习。如何提高睡眠质量，如何保障人们的正常学习和生活，这对于一个刚出院的肿瘤病人来说更为重要。

睡眠占据着人类生命进程的三分之一，是生命必需的过程。当今的社会，失眠已经成为了人类的无形杀手。因此，保证良好的睡眠，提高睡眠质量，是我们远离疾病，预防癌症，重新获得健康体魄的基本保障。

造成失眠的原因很多，古中医的学说认为，五脏六腑发生病变的时候都会导致失眠，特别是手少阴经和足厥阴经出现问题的时候尤为严重。心主神，神若不定，则气息紊乱，失眠就顺理成章了。

　　肝血不足，不能养肝，人体内的气血就会紊乱不休，也会导致长夜失眠。消化不良、夜食过饱等原因都会造成失眠。因此，对一个肿瘤患者来说，调好了睡眠，才能吸收好食物的营养，不然，一切都会白费的，再好的食物不经过好的运化过程就不能完整地被人体吸收，气血也就不能复原。

　　同时，也要保护好自身的中土——脾胃，它一旦运行不好，将会直接影响人的睡眠质量，况且它又是人体吸收精气的最重要的器官，所以必须要好好地保护好它。例如南方地区的百姓就应该经常对脾祛湿和养胃。否则，湿热过重，百病横生，睡眠不宁。假如再饱食即卧，孳生百病终成积聚便是必然的结果。

　　失眠在肿瘤患者中是很普遍的现象，患病前就已经逐步失去了深度的睡眠。深夜多梦、辗转不宁，实际上身体已经发出了信号。对此，很多人都会重视，但就是调不得法，也就是没有一种"器"去破解这一切的现象。

　　失眠的一个重要原因是人体内的营养缺乏，产生不了足够的气血供应五脏六腑，更不要说输布贯穿全身的十二经络。奇经八脉和头部的大脑神经都处在"饥饿"的边缘，都一齐向六腑申请营养支援。

　　男的在四十岁以后，体内的阴气已经减少了一半，女的在三十五岁后，阴气就开始递减了。因此，人的生活压力越大，脾脏就越容易变弱，身体失控后还容易发胖。倘若还胡乱地害怕"营养过剩"，结果是适得其反，这都会引起各种恶性疾病的发生。

　　假如在一些狂妄人士的鼓吹之下，在日常生活中努力地节食的话，情况将更加严重，最终连深度睡眠都没有了。这只能说明体内各个器官都去"争"营养了，警钟已经敲响。此时此刻，阳不入阴，气血运行不正常，哪里还能让你安静呢？试问在这种情况下，能不失眠吗？

　　长年累月的失眠，体内的阴阳逐渐背离了规律，日久天长便产生了阴阳失衡。此外，子丑时分是人体进行气血交换并为新的一天储能的时辰。不能入睡，就不能养血，养血不佳便能量低下，抗病免疫自愈功能自然就减弱，那么，长期累积下来，肿瘤岂有不附上身的理由呢？

调整改善睡眠，要先了解引起失眠的原因。从宏观上来看，人体的上丹田、中丹田、下丹田是互为贯通、互相支持的。各种功能正常保障了人体的正常运作，一旦阴阳失衡，气血亏虚，就会迫使三个丹田各自单独运作或各自"偷懒"了，这将会严重阻碍三个丹田互为贯通运化，形成阴阳逐渐背离，气、血运行的能量下降，失眠就产生了。

明白了这个道理，解决这个问题的"器"就同时产生了，首先还是从饮食营养入手会比较积极稳妥。

例如有一种失眠是肝气、肺气沉降受阻或乏力引起的，那就是上丹田只升不降，晚上常在子丑之时醒来，此时就应该搭配一些能降的食物。比方说，鸡、田鸡、鸟类等食物用来单一食用，因为它有"升"阳气的功效，用来补身是很好的。但是，假如没有同时搭配具有降功能的食材，人吃了就会不舒服；滋阴的蚝豉、淡菜等贝壳类的水产品都是"降"的食材，假如配上了，让其升降顺畅，圆运动就产生了，那么就会大大改善失眠，人吃了也会无恙的。

胃气不降，影响中丹田通关乏力，有些还会形成横锁，造成上丹田，下丹田贯通受阻，也会引起失眠。这就是"胃不平，睡不宁"的普遍说法。此时，可以在饮食上选配黄豆酱作调味，以达到降胃气作用。也可以用淡豆豉煲水喝，效果还是不错的。

人一旦出现中丹田横锁，就要在营养汤里搭配好解锁功能的中药。同时还要小心分清两种情形，究竟是肝胆引起横锁，还是脾胃"吵架"造成的横锁。这一点，大家要分析清楚。

要提醒的是，这种失眠，大部分是肝、胆、胃、胰腺等癌的前奏"专利"。

还有一种失眠是"肠不宁，睡不平"引起的，其原因有很多，宿便是主要的原因。不合时令、不合体质且过寒的饮食，往往引起腹部的淋巴和肝胆等长期处在"寒冷"环境下超负荷地运作。对这类失眠，早餐要经常喝点瑶柱白粥，在日常的饮食中应该以保肾命门火为重，多用具有升阳的食物，如鳄鱼肉、鳗鱼、水鱼、牛肉、鱼等等，选择恰当的肉类作为主料，配搭少量沉降的中药组成汤方。用保住肾阴肾阳的思路，行"损有余，益不足"的方法，疏肝平肝，让肝胆升降有序便有效果。于是，陆续便会有每天多次大便的现象出现，这是很正常的。

经过了一段日子的排便，大便将会变得极臭，而且次数会增多，兼伴有黄水粪状物，每次大便过后都会有舒服感，这都是好事。定期把腹部的六腑、淋巴，盲肠和淋巴结等免疫系统做一次"清洁"，这就是中医的深层次排毒，这对人体内各功能的修复都会有很大的帮助。久而久之，睡眠质量就会越来越好，深度睡眠也会开始光临的。

要提醒的是：这类的失眠，极有可能是结肠、大肠、腹腔淋巴、肾、子宫、前列腺等下腹部癌的预兆，希望大家要认真提防。

有些人会在三点至五点（寅时）醒来，之后就无法再入睡。这是上丹田的问题，一般心、肺弱的人比较突出。营养汤内的肉类选择就要特别小心，因为心是"皇上"，肺是"公主"，搞不好，麻烦事会很大的。最好用易经五行阴阳认真地分析一下，采用损有余，益不足的理念，选用恰当的肉类与药材搭配组成营养汤去调整之。

这类上丹田的失眠，往往是肺、乳腺、腮腺淋巴、鼻咽、声带、舌、口腔、食管、脑等器官产生癌变的预兆。

另外，经过放化疗后会产生一段日子的失眠，还会增加"叠加损伤"，这种损伤是被受损的三个丹田引起的。尤其是中丹田，明显的标记是胃口大败，也就是脾胃损伤"罢工"了。这种情况就要从身体全局的环境来调理，难度很大，后面还会详述。

癌症患者的失眠，在营养调治到位的情况下将会逐步改善，也能说明病况正往好的方向走。一个人如若能饮好正确的营养汤，那么，经过一段时间的调治，深度睡眠将会出现，届时适当增加点体能训练，身体将会恢复得更好。

有一种状况要提醒病友们的注意，那就是接受过放化疗的癌症病人在出院后，一般在五年内会逐渐出现断续失眠的现象。这是因为过度的治疗后心脏逐渐出现乏力的表现，另外，奇恒六腑的脑、髓、脉、胆乏力同样会造成这样的状况。因此，病人在康复期间，应该时刻保持良好的心态，还要坚持年复一年的适量运动，登山和步行也是锻炼心脏的好运动。建议采取分段加速的步行锻炼法，既可提高心气，也可增高肺活量。另外，可适量服用一些对心脏有益的营养品或药物，特别是在开春之际的 3 个月内更加要补充。如果服用心宝丸的话，建议用量每天两次，每次服用 2～4 小粒。同时，补好肝血也是相当重要的。

心脏的乏力状况，犹如汽车的发动机无力，这是一个很严重的危险信号，一不小心就会报废汽车。根据我的观察，许多癌症患者都在不同程度下陷入了这种无可挽回的结局，所以务必要提高警惕，预防步其后尘。

经过一段时间饮食调理后，假如出现睡眠时好时坏，那就需要结合自身的合适运动来调理。实践证明了运动能够帮助阳气加速运行，它可以改善体内元气的运作质量，可以增强阴阳平衡，此消彼长，以利改善睡眠。

上面讲的是用饮食来调理失眠，还有一种办法是用穴位来应急调整失眠。有的时候自己都不知道吃错了什么东西，上床后似睡非睡，无法入眠。此时，我会在脚面上的太冲穴、然谷穴、公孙穴、足临泣穴、冲阳穴上各按摩 5～10 下（请参考有关的经络图），稍等片刻就能够入睡了。这就是借用穴位改善气的运行力度，提升通关之力，把阻碍经脉的邪气驱走，比较实用。有的人是按揉脚二指尖的厉兑穴和各脚趾肚，也有一定的效果。

另一种办法是用中草药泡脚，而且，在冬天泡脚的效果会较其他季节好，其他季节不妨就选用恰当的穴位来调整失眠，相信会有改善的。如随便服用安眠药，那准确判断病况就比较难了。

一个人如果能饮好正确的营养汤，再加上适度的运动，那么，经过一段时间的调治，深度睡眠就有可能回归了。

第三节　"中间康复四边帮"的锻炼法

调身属阳，动而生气，养气也。

锻炼身体是调气的基本条件，它包括适量的各种球类运动、游泳、散步、爬山、郊游等对人体有益的活动。因为人体营养的吸收必须要有足够的气血来维持，而调好身体，这包括要进行各种力所能及的运动，才能保证人们正气的畅通。

不同体质的人应该选择不同锻炼身体的办法，癌症病人在出院之后，过度、过量的锻炼都会引起不良的反应。在头三年里，身体的各个部位都会轮番产生不同程度的疼痛和隐痛，这一点，做过化疗的人群必须要留意，也不用引起不必要的惊慌，因为这是化疗药物的后期副作用在作怪。有一点要特别注意，化疗后，癌细胞的耐药性从休眠转变为复苏。也有可能是身体部分区域修复的表现，这种痛楚的表现一般不会在一个地方长时间停留，有的约半小时左右，也有的要两三天才能消失。

区域性的痛楚是一个讯号，它是好转反应的一种现象，并提醒你要进一步加强营养调理，体内的微量元素已经告急，必须迅速补充，而不是去乱开药物吃。

不管出现什么情况，用运动升阳是化解问题的主要方法。动为阳，静为阴，以动制静是最基本的方法。适量"运动"是癌症患者要切实做好的事情，这是没有副作用且性价比最高的投资。

癌细胞喜欢在静的环境中生长，那么，为何我们不能用运动升阳去改变适合癌细胞生长的体内环境呢？运动升阳，以动制静，以动驱毒，是一个简单的方法，但却是很有道理的，效果是任何药物都无法取代的。

我的户外活动是很有节制的，因为肿瘤病人的运动是不能过量的，只要适度地把四肢活动好，不要用过激的运动来调理。当然，自己多年的活动未必有普遍性，在这里只不过是举出来供大家参考一下。

一般来说，在夏季应该在早上六点钟起床，冬季则推迟至七点钟起床。起床后，我会喝水 150 毫升，饮汤 450 毫升，然后马上出门活动。

晨运前的饮汤，是保证昨晚消耗掉的体能及时地有营养补充，绝不能随便动用体内储存的营养能量。人体要有备用营养库，这是患上大病时急用的。

汤液的精华能够通过肺直接输布迅速遍及全身，做到一进一出。在运动中会不断出汗，帮助你排出体内的垃圾，特别是经过放化疗后的患者，更应该量力而行。通常可慢跑 2000 米，令身心放松，内心要有一种运动强身的意念，使四肢和心肺都能同步协调好。一旦有微汗，就能促进气血的运行，还会把一宿的皮毛垃圾排出，舒解筋脉，提高体质。

跑步后要做放松运动，接着从小腿脾经的阴陵泉穴，胆经的阳陵泉穴，胃经的足三里穴，肾经的曲泉穴，肝经的筑宾穴，膀胱经的跗阳穴，往下顺经络推按至脚面，做 5～10 次；寻找疼痛点，也就是"阿是穴"（指的是按压会疼痛的部位，无特定的位置），尽量推按。借助跑完步后气血运行通畅相对有利的条件，使"气"在脚部升降能更进一步得到贯通，直到脚指头，促使滞留于各关节和穴位的寒气排走，并且能够驱去五脏六腑的邪气，令阴阳之气能够运达头部交汇。

慢跑后，通过这样的推按，对提升人体抗病免疫自愈能力有很大的帮助。持之以恒，会有助于预防肿瘤和旧病复发，并对高血压、糖尿病、心脏病、痛风症等有积极的预防作用。

接下来的运动是踩鹅卵石路 400 米。要提醒大家的是，要选择一些较光滑的中等鹅卵石面来踩，以不损伤脚筋为度。脚板底有全身的反射区，利用自身的重量，给反射区一个适当的作用力，使反射信息到达对应的区域，激励各区域的器官自我调节修复。

• 踩的时候，要放松手腕，双手十指敲头 100 下，促使上走头部的任脉、督脉、胃经、胆经、膀胱经、大肠经、小肠经、心经、三焦经等经络顺畅交汇，预防百会穴附近或头部因气阻引起的海绵状积聚。特别能够疏通风府、风池、玉枕、脑户等穴位，起到防病的作用。

• 踩的时候，适当用力上下拎耳朵 100 下。耳朵是整个身体的微型反射区。拎耳朵，会将信息反射给各对应区。耳朵一旦发热变红，能给相应的区域一个正极（阳气）的气色，起到自我修复的作用。

• 踩的时候还要用手掌推擦耳根、面部 100 下。耳根和面部都有经络、脉络通行交汇，也是心、肺、肝、胆、脾、胃等的信息显示区。推擦能使信息传输激活反射区域和经络穴位，起到自我调节自愈修复的作用。

• 踩的时候，另一个动作是放松手臂。往前、后甩，十指交错拍掌 200 下。手掌上有三个穴位，分别代表心经、心包经和肺经，而心包经的劳宫穴，则为拍掌的重点。拍掌对三条经络施以作用力，帮助三条经络气血运行顺畅，特别是借助劳宫穴对心包进行反射保养，使心脏跳动运行稳定。另外在十指交错拍掌的过程中，由于十指相互交错，手指的侧肉能互相摩擦，刺激指底的末梢神经，不断激活大脑和五脏六腑的通信系统，使其更加顺畅。

● 踩在鹅卵石上，还要适度扭腰、转脚50下。借用脚底反射区的信息通道，结合扭腰，对十二经络旋转拉伸，起到防护保养的作用，促进腹部各器腔蠕动，增强活动能力。

接下来的运动是逆向保健运动，倒走200米，用左手掌下赤白肉敲打右锁骨100下，反手另敲打左锁骨同等数量。倒走能改变人行走的重心，令承重的腰关节得到反作用力影响，驱走劳损，还会把积聚的寒气和废液排走。敲打两侧锁骨范围，是保证上行的经络不受寒气阻滞，让其顺畅上扬，也能预防癌症的转移。

最后做俯卧撑10~40下（每个人须视身体状况而定），给全身一次体能锻炼，增加肺活量，在有氧运动下提高体质。心、肺功能在自身重量下，能够作负重修复，对腰椎、腹部作体能恢复，也能加强脑部气血的运行，预防脑部血管萎缩等疾病发生。

在回家的路上，对手腕部位的太渊、经渠、列缺、大陵、内关、神门、通里、灵道、养老、阳谷、阳池、外关、阳溪等穴位进行推按，左、右手都做，每个穴位做18下至36下，对"六经"做一次保健工作，那么你的新的一天的工作将会精神抖擞。如果做到长期坚持，则能调节好上丹田、中丹田、下丹田的气血，并令五脏六腑的气脉畅顺有序，效果甚佳。

很多病友在追求康复的日子里，往往侧重药物的帮助，而忽视了日常的有"阳"运动，忽视了疏通经络的重要性，这点应该引起注意。

上述的运动我是逐步感悟出来的，经过不断地完善，并坚持了十几年，我能成为"康复者"离不开这类运动的功劳。我出院15年来，除了饮食汤疗外没有吃过任何的药物，最有感悟的就是"中间康复四边帮"（中间指头和身躯，四边指两手两脚），它带给了我无限的乐趣。

第四节 调理气息 气血有序

气息的调理，动静结合，气血都能调好。

人要调理好身体，调好气息是相当重要的。包括太极拳、瑜伽功、学佛、念佛经、坐禅、五禽戏、八段锦、钓鱼、做礼拜等等都是养息的运动，西藏人的五体投地就是很好的调息运动。因此，大家要把调息作为一种天天进行的运动，才能健康长寿。但是，肿瘤病人的调息却是有讲究的，在自身气血总量不够充足的情形下，要慎用调息的方法，必须要循序进行。

癌症患者气息的调理，其前提条件应该注重营养汤的补充到位。当五脏六腑和身体各部位都处于"饥饿躁动"的环境下，所有的人体信息会处于一种紊乱的状态，阴阳背离，气血运行秩序受到严重的干扰。经验启发了我们，营养汤经过大约三个星期以后，食物转换产生的阳气能有效地输布全身。这样，气息调理才能够做得最好。

气息调好了，人就有精神，气血就旺盛，身体就少病，体内抗病免疫自愈功能提高了，身体就康复，日子就会越过越好。

人一出生就会呼吸，自然界的氧气通过呼吸进入了人的肺部，调理着人的脏腑，使人类能够活在世界上，成为大自然的主人。

《难经》有云：人一呼脉行三寸，一吸脉行三寸，呼吸定息，脉行六寸。人一日一夜，凡一万三千五百息，脉行五十度，周于身。

由此可见，人的息象是何等的重要，不要伤害自己的气息，要很好地保护它。也就是说，每天在卯时都要吐故纳新，吸进氧气，呼出二氧化碳。这是众所周知的事情，但如何调整好气息并不是人人都能够做好的。

每一天的卯时（5～7点）是人体吐故纳新的最佳时间段，鸡叫之时，人体的肺经和大肠经活动很旺盛，此时此刻进行八段锦、太极拳之类的吐故纳新是最好的，希望每个人都不要错过这个时段。（肿瘤患者要在气血回归、阴阳相对平衡以后，才可以慎用这个方法）。

所以说，调好人的气息，也就调好了五脏六腑的营养通道，使之通行无阻，才能身体健康。下面是一个调息较好的病例：

● 2006年，我在广州医学院肿瘤医院化疗一科认识了一个病友陈小姐，她是中山人，当年38岁，所患的是鼻咽癌。她很有古中医的灵性，一来治病就到处打听有否专业的做汤人士能够为患者服务，这样就找到了我。她的观点与我不谋而合，认为身体里如果没有足够的营养是承受不了残酷的放化疗的。

根据她的病况，我为她做好了食疗的准备方案，把营养汤液穿插在整个放化疗过程当中。她接受了35次放疗，2次化疗，每天至少需要动物活蛋白一斤半以上，植物蛋白2斤左右的营养补充，折合成汤液至少要有14碗，包括果汁，能多不能少，这样做了，就会大大减少癌症复发的可能性。陈小姐是鼻咽癌三期，医生计划要做三个疗程的化疗，由于她的心理承受能力较好，每天还坚持在医院办公楼前的鹅卵石地上踩上一小时，补充了人体的阴、阳之气，营养补充一旦到位，血的生成自然就有了保障。所以，她只做了两个化疗就被批准出院了。

陈小姐用一种自强、自爱的心态去积极配合治疗，给了病友一个深刻的启发：做好自我保健，促使气血能够迅速提升，你对身体投入多少，自然回报收获就有多少。是药三分毒，别太依赖药物，应该相信人体的抗病免疫自愈能力，就会逢凶化吉，逐步顺利通过一道道的坎。

一般来说，同样的鼻咽癌患者接受放化疗，由于放疗会引起咽喉肿胀溃烂，将会无法适应正常的饮食。任何食物入口，就像吞进碎玻璃似地难受，有些人就过不了这个关口，饮食的时候凑合着吃点。这样，问题就来了。假如你不能积极地应对，确保有充足的营养支持到位，就可能导致患者在六年里发生原病灶复发，甚至会转移到其他器官，这是一个绝对不容疏忽大意的问题。

2010年，我忐忑不安地发了个问候的信息给她，希望她能够收到。因为我怕从电话里收到"空号"的回音，倘若是那样，只能证明了一点，她走了。然而，我很开心马上收到了她的回音。阿弥陀佛！她还活着，并且每天例行半小时以上静坐调息。如果哪天感觉身体不舒服，还会增加打坐时间。打坐调息的效果，令陈小姐真实地尝到好处。在出院后的日子里，她连感冒都用上打坐，提高了免疫力，常常把感冒打了回去。于是，打坐调息成了她的爱好，一有什么不开心的事情，她就打坐静心。她告诉我，要有信心坚强地活下去，也希望我能永远健康。我的内心对她充满了祝福，愿她能够完全康复，阖家幸福！

陈小姐是个学佛的人，在医院接受治疗的时候，她也每天打坐念佛经，也就是说，她能做到调心、调食、调息，因此，她的身体痊愈得很好，这为肿瘤病患者提供了一个很好的范例。

第五节　把住心态　留住生命

药可以治病，但不可以治神。

古人对情志致病的论述也有许多，情志令人得癌症的原因也有相关的论述。《素问·萎论》曰："悲哀太甚，则胞络绝，胞络绝则阳气内动，发则心下崩、数溲血也。"还能耗伤阴血而致心火亢盛，亢盛之心火又大伤其肺，消耗津液，淤血积聚也由此得来。

《素问·举痛论》又说："悲则心系急，肺布叶举而上焦不通，荣卫不散，热气在中，故气消矣。"过甚则发为肺痿、痿躄等疾。

《素问·举痛论》说道："（思则）心有所存，神有所归，正气留而不行，故气结矣。"这就是气血瘀结的最大原因。

劳心思虑、过度悲伤，都会造成心脾气机郁结而不舒，脾化不运，心血暗耗而导致面色萎黄、食少倦怠、怔忡健忘、气短神祛等症。运化失常又见胸胁胀痛、脘腹痞满、纳食减少、呕逆吞酸、腹胀泄泻，这种症状与淋巴类、消化类发病有相似，以上都是六腑癌症患者常见的状况。

调心和调息都是人体调养的最高境界。人的心情包括喜、怒、忧、思、悲、恐、惊七种情志，太过了就会产生不良的疾病诱因，五脏六腑也就会失去平衡，各种严重的疾病就会陆续而来，肿瘤也会趁机长出。

《黄帝内经》提到一个大问题，药可以治病，但不可以治神——精神的神、神气的神。形体衰败、气血衰歇之人，均是精神错乱，药物失去了作用，所以说，病可医，神不可医。癌症患者，最容易失去的就是神，只有保持足够的精、气、神，才有治愈的可能，甚至可以延续更长的生命，反之，则会溃败！

"内经"提到，神主心，魂主肝，意主脾，魄主肺，志主肾，"神、魂、意、魄、志"统领了"心、肝、脾、肺、肾"，前者是无形的，是"阳"的动力，也是最为重要的。其中"神"被视为大哥大，身患重病之人，缺神就言败，其他的脏腑也会萎靡不振。"精神、灵魂、意念、气魄、意志"，决定了你治疗恶病的成败，药物只能起到辅助的作用，最终的结局是由这"十字诀"来定音的。

人在社会上打滚，工作的压力会很容易打败自身的身体，过大的压力会令人体的自身抗病免疫自愈功能减弱或淹没。另外，人体因为疲劳过度，肌肉能量消耗过多，脾输精气于肌肉组织不足，难以补偿其消耗量，以致困倦无力，喜好睡眠，手足散软无力，大便作泻。脾阳亏虚，不能帮助胃以行津液，所以胃也同时病了，这样，就造成了五脏失控，阴阳失调，百病诸生。

自古以来，人类都会寻找一种信仰去支持自己的行为和思想，人很懂得要有一个信念去克服种种困难和险阻。这就是精神的力量所在。无论你是信佛还是信耶稣，也不论你是信教还是信道，方向都是一个，那就是回归"神"的力量。这里说的"神"是一种无形的力量，是发自于每一个人内心的无穷无尽的能量，它能支撑着你走过患上恶病后的整个治疗过程，千万不要小看这个能量，它往往在关键的时候会迸发出金色的火花。

癌病上身以后，要认真总结得病的缘由，切莫只是关心如何用"好药"治病或者如何报销医药费用而忽略了用"心"治病的重要性。下面有三个让人寻味的例子：

1. 2003 年，佛山某银行的女办公室主任，当年 51 岁。由于工作压力巨大，身体不适后又不敢与亲人和朋友们交谈，害怕被别人说出去。加上自己也很少运动，又不会用其他的办法去减压。直到有一天，身体突然消瘦了 10 斤，下腹股沟还有两个蛋大的肿物，虽无多大的痛楚，但也每天忐忑不安。

去医院就医时，有的医生说可以用手术的方法切除，但是，她感觉到事情没有那么简单。我当时和她的同学一起劝说她要到广州的医院查个清楚。然而，她丈夫认为多此一举，劝她不要道听途说，两人还闹出了矛盾，导致病人肝郁气结的情况更加严重。最后到广州南方医院认真地做了检查，结果是患了直肠癌，病灶转移到了腹股沟淋巴，因为心病加上身病两者叠加无药可救。本来是可以治愈的毛病，偏偏遇上了不测，最后，不到两个月，还没等到治疗完毕就一命呜呼了。

病者到医院做检查，要分析回顾一下自己的日常生活、工作、生活、思想上有什么变异或压力。气候、环境、人体要符合阴阳平衡的规律，一个人要有平静的心态，以静制动，要多与有经验的朋友、亲戚沟通、交谈。进一步舒解自己的心结，不要忽略了自身的情志，因为钻牛角尖往往会误己、误事。生命是掌握在自己手上的，除了生命，其他的身外之物都可以抛弃。

现在看来体重骤减 10 斤多，原因可能有两个：

第一，是体内有一种消耗能量很大的疾病发生，情志的波动是诱因。

第二，真气衰败，特别是营、卫之气的衰败，脾的监察免疫功能休眠或失效，不能护卫全身。

2. 2004 年的五一劳动节，经广州一个朋友介绍，我见到了原白天鹅宾馆的职工阿健，他是一个四期的肺癌患者。

他的妹妹在中山医学院附属医院工作，她咨询了很多资深的老教授，得到的意见是一致的：病者假如去接受手术和化疗，那么，生命只有两到六个月的时间。唯一的做法是放弃传统治疗，用食疗的办法来延续生命。

我和阿健相互交流了各自的饮食心得，他心平气和地选择了我给的饮食汤方，并选用了一些药物来控制病情。

2005 年 8 月，小铺养君堂在广州金花街开业。一天，我去探望阿健，发现他的左胸虽然因为晚期肺癌的缘故已经凸起了一个鸡蛋大小的肿块，但也不乏精神和胃口。由于该肿块压迫着心脏，造成左手臂无力，不能伸直，前胸后背都有很强的疼痛感。有一天，他去医院看望医生们，令大家都吃了一惊，众人都以为他熬不过 2004 年，现在，看见他很有精神，于是就纷纷问他吃了何物。当时，他只是淡淡地笑了一下，轻声说道："不要吃错食物就可以了！"

医生们告诉他，所有认识他的病友都已经离世了，活得最长的只有 7 个月。这件事说明了一个很简单的问题，有平和的心态和正确的食疗也是能够延长生命的。

2005 年 11 月，他刚刚踏入五十岁就病危了。那时，他突发其想要吃荷叶笼仔饭，我就专门叫大厨做了一笼，并亲自送到了他的床前。

他含着热泪，紧紧握住我的手说："大哥，很感谢你，看来我快要走了。你要继续研究饮食疗法，把我的经验好好总结，以后多帮助大众，我也就死而无憾了。"一番感人肺腑之言，像刀刻似地留在我的心上。

阿健的案例，自 2004 年开始，由于有了近 18 个月时间的交流跟踪，很多事情都已经深深地印在我的脑海里。同时也借鉴了大量的个案，并查阅了很多相关的书籍，反复引证和类比，我孤独痛苦地思考和对照，总希望能够寻找出一个比较有希望的解决方法。

2013 年的今天，我回想起了以上的这一段经历，很有感触。至今不能忘怀。阿健的案例启示了我，患了恶性肿瘤之后，要重视情志的变化，人要调好心态方能延长生命。此案虽说只能延长了一年的时间，但是，如果当时能够用易医的思维来重新调整思路并且治疗，或许还能够多活些日子，在以后的章节中，还会陆续提到一些成功的案例。

肿瘤产生的最大原因，莫过于情志，每个人身上都有潜在的癌细胞，一旦免疫系统溃败，恶性肿瘤就会趁机萌芽，情志就是击败自身免疫力的最大的敌人。过度悲哀的心情，情志郁结，将导致肠胃运化湿滞，加大致病的诱因，一发不可收拾。所以说，不要小看这七种情志，它们就主宰了你身体的强弱，不能掉以轻心。

3. 2006 年，佛山市某中学的一个教师，患了乳腺癌，五十三岁。将近退休年龄，学校就减轻了她的工作量。但是，她却认为岗位补贴与其他同事差距较大，于是，在课余时间就经常对外辅导学生，本着堤内损失堤外补的思想，还经常参加保健品的推销工作，于是，如何多攒钱就成了她每天的必修课。

　　长年累月，她的身体状况日落千丈，过度追求金钱物质也就导致了身体衰败，气血失调。繁琐的学生事务令她肝郁气结，胆液横生，足厥阴肝经运行不畅，导致了该病，这是一个沉痛的教训。人赖以生存的环境出现了强烈的变化，超出机体的调节适应能力，或人体自身的生活方式违背了正常生命活动的规律，都将成为致病的因素，这就是"生病起于过用"的病因观。

　　当然，这里面也包含了化疗过度治疗的原因，她连退休金都没有看到就匆匆上路了，这难道不该引起我们的深思吗？

　　我曾经和她一起探讨病后饮食调理的问题，也多次一起吃饭、喝茶，对于各种饮食配方和煲汤的方法，她也十分明了。

　　她的八字是肝胆旺，对自己的手术和六个化疗是有过担心的，但是，她的饮食却出现了偏差。

　　她凭着对汤液的见解，凭着自己的知识，一味坚持用"自己的饮食方法"去调理自己，所用的食材以猪肉、花胶为主；她视灵芝类的保健品为珍品，天天吃，日日讲，不但自己吃，还极力现身说法，推荐给周围的病友，挣病友的钱供自己吃保健品。这样的做法虽说无碍，但是，对她的身体却是有害的。

　　现在看来肝胆旺，倘若以猪肉、花胶为主食，就像要去广州，却反方向去了湛江。饮食方向反了，还和灵芝保健品一起催旺了肝胆，损害了心、脾、肺、肾。乳腺癌是手太阴肺经和足厥阴肝经的气、血不通畅所致的，不正确的饮食将会加重病情，形成新的气血不通畅。

　　另外，人一旦患了病就应该心态平和，收敛保命，这是必要的条件。近年来，当老师的收入还是可以的，但是，她仍然想拼命挣钱，变成了金钱的奴隶，结果造成了"人在天堂，钱在银行"的悲剧。

　　有些人在患病以后，急于依赖药物治疗，把病愈的希望全部压在大医院的治疗上，却忽略了如何加强自己的营养，这也是十分错误的。因为只有合理的食疗方法才能延长人的生命。

我经历了患癌的全过程，出院后也进行了全面的调理。反思做过的一切，有苦闷，有不解，有困惑，有欣喜，有感悟，但自己仍然清楚地知道，只有不断地用心总结经验，才能帮助大家少走弯路。

第五章　对癌的感悟

第一节　建立对称信息　拓展康复之道

存活之争，康复之斗。

现时，癌症患者数量每天都在增加，治癌的方法却不多。各种防癌治癌的信息十分不完整，这助长了许多患者悲哀的心态，毫无斗志之人为数不少。由于社会上一些错误信息的误导和不良食物的影响，造就了许多亡于无知，亡于懒惰的人，真实之道被淹没在水下，何时才能够露出治癌的真容呢？我觉得必须要用阴阳之道，才能够解决治癌的难题。

我只是一个癌症生还者，不是医生。我认为，人的身体调治离不开中医文化，几千年的中医文化守护着我们中华民族，让中华儿女能健康地生活，其博大精深的道理来源于阴阳理论。由于缺乏了中华元文化的指引，所以对于癌症的看法，众人都盲目地认为是"绝症"，这是很悲哀的。

几千年的中医文化，对类似的"癌症"早已有较为完整的经典学说，给予人们启发和思路，其效果一点都不比西方的健康观念差。

在广州经营养君堂两年多的日子里，应患者的要求，我去过广州市内很多家医院，去为病者服务，去替他们解难。这是因为，人一旦患上了恶性肿瘤，其意志将会遭到前所未有的考验，这是一个极大的难关，是一个人一生当中最难跨越的关卡。

在接受治疗的同时，在康复身体的过程中，许多人会产生诸多的误区、盲点和哀伤，都会不约而同地感觉到信息不对称。对恶病，对肿瘤，对如何接受治疗，统统都存在一个大问号，无所适从，又不得不盲从之。

贫乏的医疗知识，惊慌、恐惧的心态，许多无知的行动都在患病的那一刻起就汇聚到了一起。扭曲的思维，悔恨的自己，渴望着雨露，希望着奇迹。

是的，假如有一只温暖的手，它能给你如何接受正确治疗的信息，能驱散你头上的乌云，能指点你心灵的迷津，那就是给了你重生的启示，就会点燃你生命的火花。我希望能做这样的手，因为，我也有同样的经历，同样的生死拼搏，同样的信息渴望。

为了能帮助肿瘤患者和亚健康人士，方便收集各方面的信息，直接了解抗癌的真实情况，分析研究和寻求有效的方法，提高生存率和增加康复者，我们创办了"养君堂"小店，建立了互动的养生信息平台。这是积累经验的必要途径，是抗癌信息的收集窗口。所展示的都是具有普遍性的食材，分门别类，用古中医的老法子煲汤，用最原始的加温煲汤法来提炼自然的精华，令许多人耳目一新。为人们开辟一条调养生命的新路子，为肿瘤患者洒下一缕希望的阳光，这就是养君堂的宗旨。服务大众是它存在的目的，没有贫富之分，没有老少之别，没有权利之争，有的只是存活之争，只是康复之斗。它体现了人类活在大自然中的价值，它能使食疗的阴阳模式得到充分的体现。

2005年以来，借助养君堂的养生信息平台，我接触了几千个各类肿瘤患者和亚健康人士，他们给我带来了各类不同的信息：经过医院的治疗，有些人是没能出院就走了，大多数的人在若干年以后基本上也走了，悲哀的场面是人财两空，妻离子散或剩下孤儿寡母，一切都完全没有性价比，这种惨烈的状况令我们震惊和恐惧。今天，我觉得十分有必要检讨一下人们对癌症致病原因和治疗方向的认识，饮食调理的重要性等等。为了进一步激发我们的思维，更正视听和重新思考过去，需要不断丰富我们的见识和经验，这迫使我们要重新学习和总结，巩固和发展康复的结果。

第二节　认识癌症　寻找抗癌之道

"五运六气"是致癌的原因，"中西联合"是抗癌的出路。

中华先贤们在几千年以前对今日的恶性肿瘤（癌）就有了定论，古中医认为，人体气血凝滞相结分为五积六聚，七症八瘕，肠覃、石瘕、疝癖、痈疽、瘰疬等症，各症状的治疗方法也各有所异。它们在人体内是以阴阳的方式存在着。例如"五积"，泛指肺积、肾积、脾积、肝积、心积，是指人体五脏在气血凝滞的状况下会以肿块的形式存在于五脏，它属阴。人体在气血不充足进行排毒的时候，只能让一些变异的细胞以肿块的形式存在。它是一种慢性的过程，有的会向坏的方向转移，有的也会向好的方向转化，这取决于你处理肿块的方法。当体内环境继续向下走的话，就应当积极进行调理清障工作。

若从宏观方面去考虑恶性肿瘤的成因和规律，就必须以易学中的"五运六气"来分析。人体本身就是一个小宇宙，患上癌的根本原因就是五运失衡六气不调，这在第九章的第一节中我还会作详细的分析。

影响癌症治疗效果的因素很多，其中，癌症患者在自身营养长期缺乏的情形下，碰上不适合自身条件的年份、不好的天气季节和时令去接受不对称的"过阴治疗"，都成为了生存率降低的重要原因。而当人们能够早知道这种信息的时候，提前进行适当的调养，尽量规避天气不利的影响去接受治疗，将会是一种比较明智的选择。

晚期的癌症患者，大部分已经处于全身转移的状态，那么五脏六腑还有哪些是正常的呢？被损坏的程度又到了哪个地步呢？这一切应该细心分析、精密判断、寻出答案，然后才去确定治疗分寸。如果不管年龄大小匆忙去打化疗，又会发生什么结果呢？倘若不断以大剂量的有毒的化疗药物注入人体的血脉，那究竟是加重了病情还是"控制"了病情呢？这些都是要深究的，切莫掉以轻心！

积极去接受治疗，从整体来说是对的！但如果单纯追求药物治疗，仅用一个点去解决癌病，为某些指标结果去进行化疗的话，那就应该很好地掂量一下这条路是否走得太急了。

随着经济的"高速"发展，自然界受到了严重的污染，人们的体质发生了素质性劣化的转变，导致人类患上癌病的机会也愈来愈高。例如肺癌，人体的肺的功能一旦有异变，必将导致人体的阴阳严重失调，心、肺、肾、肝四维不平衡，诸病由此而生。古代的《黄帝内经》理论认为，肺是人体的重要的脏器，气之本，魄之处也，主百脉，通于秋气，其华于皮毛。因此，我们在日常生活中要认真地保养好你的肺脏，以免造成其他脏腑的衰歇。

现今很多人摒弃了几千年古中医的食疗和养生文化，忽视了天地之道，一意沉醉于西方的现代"高科技"医疗法，完全依赖于核电子检测设备，而忽视了对人体的整体调理，忽视了天道对人道的影响，这样，就容易走向偏道。所以说，人是应该放在大自然的空间里来调理阴阳的。用仪器来检测人体，不能从根本上来定性人体的内在关系。人是空间的一个立面，对人体治病必须从多方面去考虑，五脏六腑和天地之间有着密切的五运六气的关联，这往往是被人最为忽略的地方。

现今对恶性肿瘤的说法是没有分清阴阳的，因此，在治疗和调理上也往往忽略了阴阳的存在。这一点，值得大家认真去讨论。为此，我们要不断地提高自身的气血总量，恰当地升阳养气，以防止体内气血的凝滞，达到防止病情扩大的作用。这样，才能此消彼长，腾出有效的空间去医院理性地接受对肿瘤的治疗。

如何来调治癌症，对其方法也应该分门别类。不同的人要用不同的方法去调治，千万不能千篇一律对待肿瘤病患者们，否则，就容易钻进牛角尖里，不能自拔。

自上世纪七十年代以来，对癌症的公式化的泛滥治疗，每年都导致了无数无知患者的生命离去，因此，对每个患者的健康状况在治疗前进行细致正确的评估，是治疗前的首要任务。倘若贸然对已经有恶病的身体进行不设防的放化疗攻击，最终的结果是早已经被预料到的。

在治疗恶病的时候，"先人"们都会在攻邪之前先做好托底的准备工作，遵照"损有余，益不足"的概念，先用营养"和"好肝，补好肾，调好脾胃，这也就是中医扶正祛邪的理念。"托底"是利用五行营养药膳或汤液来补充微量元素，令身体能够有针对性地补养到位，并且量足质高。人体的五脏六腑需要我们这样做，阴阳平衡好人的正气必须要这样做。托底工作做好了，在恰当的时候进行"消邪"，药物对人体的损坏程度就会降到最低点。人体将来的健康恢复就有了很扎实的基础，这往往是现今治疗恶病没有做到的事情。

现今，东方的养生已经越来越受到大众的重视，但是，养生的路子却是很艰难的。自民国以来，西风东渐，国人扔掉用了几千年的汤药罐子，奉迎西医，令古中医的本来面貌变得扭曲。鉴于这种状况，我跟踪了许多患者的发病原因，对肿瘤诱发的原因有一些新的看法，并结合自身发病的原因，总结出了如下的经验，其实就是"五运六气"对人体的影响。

　　中医是先养生后治疗，重的是一个"合"字；西医只医治不养生，重的是一个"分"字，这是两种文化的根本区别。中西医学各有优点和不足，关键是如何联合起来，攻克癌病难关。

　　自古以来，古中医的灵魂是阴阳学说，入门之器是气味学。但是，其原理已经被一些中医行医者以经方代替，只晓得药用而忽略了药性，丢掉了气味学，这就失去了修习传统中医的方法和方式。

　　此外，天、地、人三才合一的自然理论没有得到广泛的传播和宣传。几千年的中华元文化不能长眠于地下，许多古文化都应该逐渐解除冰封的状态。这样，在中华大地上，才有可能出现新的治癌方法。

　　我们再来看看西医的优点，西医在细化人体的器官方面是比较严谨的，但其长处在于微观，宏观调理则是它的短处。西医传入东方只不过近两百年，它起源于古希腊，深入的发展是在战争年代。它擅长于用手术的方法来延长人的生命，在人体细化方面，西医的确为人类做出了很大的贡献。

　　从微观上来看，西医对癌的研究是比较细致的，西医对癌症的解析是：癌症就是恶性肿瘤。肿瘤可以泛指一切肿块样形态的病变，分为良性和恶性两大类。良性肿瘤统称为"瘤"，如纤维瘤、脂肪瘤等。恶性肿瘤在现代医学上统称为癌症，而肺癌、肝癌和胰腺癌则是发病率、死亡率最高的癌症。癌细胞就是人体变异的干细胞。人体干细胞有正常的二十三对染色体，而癌细胞却有七十多对非正常的染色体，而且会不断通过裂变来破坏吞噬人体正常的干细胞。人体中内在的各种炎症发源地又是癌细胞的最大温床，这不得不引起我们的高度重视。祸根就是七十多对非正常的染色体，当正常细胞衰弱，它们就会在某个气血薄弱的位置上逐步壮大，免疫力崩溃之时，癌症就上身了。

　　据有关资料报道，在西方每分钟就有一个人死于癌症。而在中国，癌症也逐步成为了头号杀手。西方研究过，人体内的活性自由基每天平均要向人体细胞发动至少 7300 次的进攻，因此，每个人一生之中竟会有 5 ~ 7 次发生癌症的可能性。不过，当人体处于健康状况时，最初的癌细胞可以被我们体内的免疫体系所吞噬和消灭。如果营养失衡、气血低下、寒湿滞入侵、免疫力低下、细胞不健康或年老体弱，则无法抗衡自由基的侵害，人体内的干细胞不能得到很好的生长和复制，以致患上癌症。当癌细胞病变至晚期（即人体内的气血已经严重低下时），它们就会像脱缰野马一样迅猛繁殖分裂，复制完全失控，其繁殖分裂的速率甚至超越了胚胎期，很快就形成肿块，又迅速增大，占据所在器官的组织，消耗营养，损害其功能。并且癌细胞会随血液和淋巴液转移到全身各处定居，特别是在不恰当的时候做了不当位的穿刺或针灸以后，更会增大癌细胞转移的机会。

癌细胞还会释放出许多水解酶，融化周围的正常细胞，并将其尸体作为养料供应给癌细胞繁殖。由于营养的大量缺乏，使得所有中晚期癌症患者都显得很消瘦。消瘦是癌细胞大量侵食身体、正常细胞节节败退的一个重要信息。能否得到逆转，需要信心、方法和时间；急于求成，只会一败涂地。无法逆转时，肿瘤的泛滥最终使人体丧失所有正常的功能，最后导致死亡。

综上所述，无论你从中医来看肿瘤还是从西医来看癌症，我们都要了解病果形成的过程，而这个过程只有中华元文化才能够解释清楚。

倘若忽略了四季的环境对人的影响，忽略了空间对人体的作用，经常过度非正常地饮食，不自量力地追求物质和金钱享受，过重的工作压力以及性生活不协调等都会引发气血下降，造成自身抗病免疫力降低。由于脾胃的失调，营、卫之气又不断地被消耗，使人体内的湿、冷、滞交叠相加而产生疾病。

人体内的运行也与冰箱的运行有类似的原理。当然，人体是一个复杂的系统，也不能用简单的电器运行来解释清楚，这里只是抽象地阐述了人体运转正常的充分条件。一个装满食物而密封不好的冰箱，由于要长时间地制冷，加上雪种又不够，就会导致制冷系统出现大问题，最终冰箱就会坏掉。人体内的气血在一生之中也不断地被制造出来，一旦经脉有堵或奇恒六腑有变异，加上营养不够同样会引发许多的恶性疾病。

再说，人生活在春夏秋冬四个季节里，大自然里的气候会不断地变化，如高温、低温、寒湿、闷热、台风、暴雨、地震、雨雪等等这一切的自然环境都是要人类不断适应的，身体里面的五脏六腑也同时要适应大自然恶劣环境的变化，这就是所谓"六气"的影响。

人的生活环境、工作条件等都会变化。室内工作、室外工作、以车代步以及天天泡在"冷气"的环境下生活和学习都会使人体对大自然的变化逐渐不能适应，造成体质慢慢地下降。此外，运动又在天天减少，深夜上网、QQ聊天、夜以继日地追赶电视剧和电影片，身体得不到很好的休息，造成人的阴阳严重失调，气血减弱，黄种人变成了不正常的"白种人、黑种人"，所有一切的不良习惯都需要改变。

上面只是浅述了四季对人体的一些影响，其实，天气对人气的影响还远远不只这些；人气与天地之气是息息相关的，天地之气分阴分阳，人体的五脏、九窍、十二节中的气同样分阴分阳。《内经》中有谓，天气正常，则人体安康；天气非常，则人体患病，年年月月日日相应。正所谓"善言天者，必应于人"，论人必须论天地，绝不能孤立地来论述，这也是中医与西医的最大区别之一。

按"天道"去调理人体，是一个正确的方法，如何用"地道"去回应天道，也是一个很深奥的问题。但说通了就是一句话，要用好"五运六气"。地生五味，天生六气。因此，古往今来，人们都喜欢用汤液的五味来调治自己，数千年来汇集了无数的经验，值得我们很好地借鉴。

古代的《汤液经法》详细记载了各种汤液的制法，它们根据五味入五脏的道理能够很安全地帮助你祛除疾病，老少咸宜，它比药疗高一个层次。民间当中，各种好的汤液制法比比皆是，大地孕育了人类，五味调理了五脏。在大自然里，地上的动物，水中的鱼类，天上的鸟类，都含有五行五味的属性和功能。树木、草花、根茎、矿物等等都能够生出不同的味道来对应调理人体。这才是天、人、地三才合一的原理，才是应合自然规律的产物，才是寻找治癌良药的所在。

第三节　启发与感悟

1. "气机" 与癌症

人体的 "气机" 功能失调，疾病就发生了。

接下来，我来谈谈中医的 "气机" 问题，这是一个不容忽视的大问题。我们常说，百病生于 "气"，这是一句至理名言。"气机" 在本书的 "前言" 中已经解析清楚，在这就不再重复了。

中华元文化和中医文化描述 "气" 有 20 多种的含义，这里我只描述气对癌影响的三重含义。由本身情绪引起的有六种气，即喜气、怒气、悲气、恐气、惊气、思气。大自然的影响有寒气和热气两种，还有就是因疲劳产生的疲惫之气，三者合起来称之为 "九气"。

寒、湿、冷、滞、悲也会导致九气的气机失常，气机的非常状态就是气上、气缓、气消、气下、气收、气泄、气乱、气耗、气结，这也是肿瘤致病的重要原因。它给众人在饮食调理上指引了一个方向，不至于走偏路。

倘若在治疗上不去调节失常的气机，那将会严重影响治疗效果。但是，气机失常是不能用医疗仪器测试的，这必须要用古中医的思路去细致地观察和思考，还要排除外来的干扰。

我观察了过千名的肿瘤病患者，发现患者都同时存在气缓、气乱、气耗、气结等四种以上的气机失常的症状。这种情况是脾的失控或病变，也就是古中医所说的脾脏运化失常。当这个器官严重失常或衰败之时，就是恶病的开始。

有一个问题是值得注意的，例如，甲木（胆经）气不降之时，最终引起的是诸多病的发生。肿瘤患者体内的气机已经失常，若经过手术、放疗、化疗之后，其反应会更加突出。本人在患病以后就有很深的感悟，当时身体内部有一种失控逆反的气机和乱窜乱动乱跑的感觉，当完成第五次化疗以后感觉就更加明显，人有腾云驾雾失控飘移的状态，自我不能控制，恢复期大约需要 2～3 年以上。

前面说到的林其端老中医，当初为何没有开药给我，就是因为肿瘤会引起九气气机失常。林医生由于有严谨的医理，无法判断其失常的程度，亦无亲身的感悟，因此，当时也就无法开出合理的处方。

现时很多肿瘤的病灶，都会发生在上身段，也就是上丹田。人体实际上有三块"田"，鸠尾穴以上为上丹田，鸠尾穴以下至神阙穴为中丹田，神阙穴以下为下丹田。三个丹田假如没有足够的气血来很好地沟通互助，那么，气血就不能在三个丹田之间有规律地循行运化。一旦各丹田独自运化，则人体的气机功能就升降失调，疾病也就发生了。这一点，必须引起大家的注意。调理好饮食的思路之一就是做好三个丹田的互通，进一步有序地恢复内在的升降，平衡好阴阳。

　　因此，癌症在治疗和调理上的难度都是很大的。假如经历了适当的化疗后，大家更应该以调理为主，理清九分养一分治的思路，绝不能在没有经过调理的阶段就急于接受治疗，忽视了人体的气机，这将会使人误入歧途。后面，我还会详细地论述有关的问题，治前调养成为了康复者的一个重要的环节。

2. 六气中的"寒邪"诱因

　　寒邪是致癌的最大杀手。

　　古语有云：寒则气收，寒为阴邪，且寒性收引凝泣，使气血凝滞不通，水液不行。故经谓曰："寒则腠理闭，气不行，故气收矣。"

　　《灵枢·胀论》曰："寒气逆上，真邪相攻，两气相搏，乃合而为胀也。"《灵枢·痈疽》又道："寒邪客于经络之中则血泣，血泣则不通，不通则卫气归之，不得复反，故痈肿。"

　　《素问·气穴论》曰："积寒留舍，荣卫不居，卷肉缩筋，肋肘不得伸，内为骨痹，外为不仁。""邪溢气壅，脉热肉败，荣卫不行，必将为脓。"

　　《素问·风论》又道："卫气有所凝而不行，故其肉有不仁也。"

　　古人的寒邪论述，让恶性肿瘤病患者在治疗上有了理论依据，在如何把握好饮食调理的方向上，开辟了重要的思路。

　　正所谓水遇寒则冰，血遇寒则凝。凝则不通，久而成块。于是，如何在日常的生活上提升阳气，驱除寒邪就成了病患者们的必修课程。

　　许多肿瘤病患者在平时的生活饮食上都忽略了对自身的阳气

认识，还经常会做出损害阳气的事，自己却懵然不知。例如：当今的素物中，微量元素和矿物质严重缺乏，假如还长年累月的过度"素食"，或因血糖偏高而节食，或出现阴虚阳亢的忌食等等都会大大影响治疗的效果，并且会阻碍了身体的进一步恢复。

所谓"阳气"，就是人体制造气血的能力。它是无形的，属阳。它与阴气同时存在于人体，是人体存于世上的根本。

患者除了要注意提升阳气，选择好饮食外，还要坚持适合自己的活动。适量的运动应该选择在上午，运动锻炼是性价比最高的治疗手段，是金钱无法取代的，是药物无法代替的，是持之以恒的健康积累过程。当太阳下山以后就应该多休息，养阴调气。

以上章节对调食的论述，提醒了肿瘤患者在治疗中要合理地分配饮食，多食适宜自己的食物，有意规避一些不良的食物，以确保自身的荣卫之气运行正常。那么幸运之神，康复之牌就可能降临了。

肿瘤患者在饮食调理中，要多注意搭配好调气的升降食物。实践告诉我们，只要搭配好调气的升降食物，认真地去调理，那么，早、中期的肿瘤患者就有望初步得到控制。在这种条件下，再去实施放化疗，治愈的可能性就会相对地提高。

为了取得更好的效果，护理好脚部也能够有序地调节人体内部的气血升降。气血一通，自然就会排除积寒留舍，胜于服药。另外，经常进行脚部按摩，就能促进人体的运化之气顺畅到脚部，并能有序地上升回流。

古时候有"人老先老于脚"的说法，为什么呢？因为从功能上讲，脚离心脏的距离最远，五脏六腑、头和手所用的气血占人体总量的八成以上，流经脚部气血的量最少，但脚部在传递各种信息和通道上的作用却是相当大的，它是守护反射身体能力最强的部位。此外，脚部承受着人体的重量，又要支撑着身体去行走，那么，形象点比喻脚部就像天天处于"干重活，吃粗粮"的特殊情况，所以经常按摩或泡脚，是对脚进行"慰问、表扬和减压"，长年累月就能让身体长久保持良好的工作状况。

我跟踪过一些癌症患者，发现在患病前的几年里，有相当一部分人的脚趾、手指会有麻痹的现象出现。特别是脚拇指赤白肉部分首先发麻，并影响到其余脚趾麻痹。这是神经科或骨科都难以疏解的现象，这都是"寒邪"逆行引起气血失衡的表现。这有可能是乳腺癌、肝癌、胰腺、胃癌的先兆。

手指麻痹，主要是身躯的肺、结肠、大肠、脑部气血受阻导致经络不畅，这都有可能是致癌的先兆。这种麻痹的现象不能忽视，最好先查验一下与哪条经络有关联，届时可以经常顺其经络推按之，并用中草药来浸脚和泡手；同时对脾经也要经常做好这种工作，参照前面五调身体的指引去做好每项事情。上述的问题，如果能够及时处理好，那就是治未病的上策，千万别等到问题严重后才去治疗！

有一种现象也值得我们去思考：大凡在农村经历过夏收夏种的人，如果饮食营养能保证，早睡早起，就可以发现这些人患癌症的几率是极低的。特别是农村妇女经历了夏天割禾插秧的劳作，患乳腺癌机会极低，这又是为什么呢？那就是"阳"气够的缘故。

以上古人之学说，今人应多作重要参考，并对六气中的寒邪要有一个正确的认识，才能保证长久的健康，减少患癌的机会。对于肿瘤病患者，这些理论的应用对其治疗、调理都有重要的指导作用。

3. 换个方法看待经络和穴位

奇经八脉常蓄水，十二经络贯体流。

这里谈到了人体经络的问题，西方文化是不能解释的。经络用解剖与分析的方法是根本无法认识的，这也是西方认识论、方法论的缺陷。

东方对经络的认识是用天体来论述的，《周易》以八卦论天体，《黄帝内经》后又以天体论人体，十二经络由此而来，奇经八脉相应而出。人长年生活在大自然中，经络就是时间留在人体内的无形烙印。要知道时间会赋予自然万物一个记号，有的无形，有的有形。如树木会留下年轮、牙齿的数量决定了很多动物的年纪、鱼鳞片的多少也可以显示鱼的生存时间等等，诸如此类的常识数不胜数。人在自然进化过程中就逐渐出现了经络的现象，中华先贤们的智慧和西方人的观念是截然不同的，所以，才有可能发现经络和八脉的存在。

四时分十二个月，十二个月分阴阳，十二经络也分阴阳。宇宙间的时间是无形的，因此，人体的经络也是无形的，只有真正理解这种关系，才能理解古中医的许多奥秘，才能理解经络和精气神。

中华先贤论人体的基本方法是以大宇宙论小宇宙，以时间空间来论人体。宇宙圆周三百六十度，人体骨络三百六十节，天体分东西南北中，大地分金木水火土，人体内有心肝脾肺肾等等，宇宙间无形和有形两种因素在人体中都有影像，经络就是无形因素的具体反映。既是无形，那么，再精密的仪器也是测量不出来的。

前面我已经陆续谈到过一些穴位的概念，形象些说，人体的穴位就如同我们家里的水、电线路一样，有开关、离合、有分流、流量控制、压力转换等功能，每一个穴位都会引发一系列的营养能量转变。人体所需的微量元素，就好似一个蓄电池内的正负离子，它会按照人体的需要放电和蓄电，当五脏六腑的微量元素被耗尽时，就会出现透支现象，此时此刻，就是中医的阴虚了。当各穴位指挥的营养库都亏损时，或由于人的七情等邪气阻碍了各经络的时候，人体就分别从上丹田、中丹田、下丹田中提出备用营养来支持人体的运作。这样，人体的免疫力就日益降低，直至无力抗拒不良细胞的复制，肿瘤细胞在这个时候就能得到最好的温床生长，这也是肿瘤患者病愈后癌细胞再转移的主要原因。

《八脉经》道，奇经八脉，是修炼先天大道的根本，是元气的起始。奇经八脉启发着我们的思想，触动着人类的灵性。为什么许许多多的肿瘤病患者在经过放化疗治疗后会出现如此多的并发症和医源性的后遗症呢？能否减轻和消除这些恶性的后果？

假如要更形象一点来解释人体的奇经八脉，那么，它们就如同自然界里的湖泊，而十二经络就像布满各地的江河，湖泊的水可以补充江河水的不足，当江河水泛滥时，湖泊就起到疏通、储存的作用。肿瘤患者在患病前就已经是江河水枯竭，想从湖泊调水来救急吧，又偏偏因为平时没有重视湖泊的重要性，没有补充好营养，或暴饮暴食，损坏了身体上的运化功能，导致脾胃不能很好地吸收精气来补充进八脉，或常年有坏的生活习惯，不去运动和养生，令湖泊和江河间的通道都堵塞了，急来抱佛脚的时候，到处都泛滥成灾。肿瘤，肿瘤，留而不走，所有的积聚汇集到一点时，恶性肿瘤就产生了。

李时珍在《奇经八脉考》中说道："其流溢之气入于奇经，转相灌溉，内蕴脏腑，外需腠理。"从古代的内经图上，你也可以看到人体内整个灌溉耕耘的场面。

有很多患者，包括家属和一部分的医生，大都认为平时如果食物丰富，营养应该过剩，日日如过节，现代人不愁吃喝，又何来的肿瘤呢？在这里，我可以很明确地告诉大家，这是一个误区，是生活、生理、生命、生病中的误区，是信息不对称的盲点。食物丰富的原因造成了人们偏食、误食和暴食。紧张的生活节奏和快餐式的进食造成了人类的消化系统出现了紊乱。缺乏运动和体力劳作会失去阳作之气，那么，运化不好就会造成吸收率降低，五脏六腑就逐渐萎退，一些经络在此状态下就会产生"堵塞"的现象。气血一旦受阻，瘀毒也会随之而生，直至出现恶性肿瘤。

想想如果一间炼油厂里的机器长年累月满负荷地运作，不进行定期的停产检修，生产出来的汽油辛烷值从 97 号变成了 70 号，那如何能够满足现代高性能汽车的需要呢？汽车能停下来，而人体从母体孕育的那一刻起，心脏就永远不会停止，直至死亡。想象一下用了 70 号汽油的结果，你就可以类比出必须很好地保护好自己的原因。如果身体长期处在恶劣的条件下，哪有不生病的道理呢？气血的淤阻，经络的不通，接踵而来的就是身患高血压、或高血脂、糖尿病、心脏病，不同的人会患不同的疾病。如果你不幸运，那就会和我一样，在生命中最辉煌的年龄，患上了恶性肿瘤，后悔都来不及。

4. "求生学员" 不如蹲 "监狱"

肿瘤病人面临的也是重新做人，他们是社会上最弱的群体。

今天，我怀着很沉痛的心情告诉大家一个事实，这是亲身的体会，无人能够理解，无人能够洞悉。从 1995 年患病至今，沉默了十八年，郁闷了十八年，今天，我想一吐为快，提醒大众要多注意身体状况，千万别像我一样患上肿瘤以后才去保养身体，防病于未然才是智者的行为。

当住进肿瘤医院的时候，就犹如进了一所"求生学堂"，做一个"求生学员"真的是很辛苦的。化疗、放疗我都经历过，那种痛苦、恐惧、悲哀、难受的状况就如同下了炼狱，回想起来每一堂课都是苦不堪言的。在这个"求生学堂"上课期间，我陆续目睹了五十四位病友的悄然离去。

为了了解情况，我特意跑了很多医院的肿瘤科，在这些"求生学堂"里，整间"学堂里的学生"一整天都没有一丝欢笑，没有过多的语言，沉默和痛苦，失望和死亡的气氛充斥了整间病房。肿瘤学生们的精、气、神在治疗过程中已经荡然无存，生命悬于一线，光着头被人撂于一隅，其状况还不如监狱中的罪犯，罪犯还可以重新做人。

然而，肿瘤病人面临的也是重新做人，做回一个正常健康的人是每个患者的迫切愿望，但却是难以获得结果的求生过程。而且，这是一种散尽积蓄，让家庭背负上债务、孩子失去父母、父母失去孩子的可悲的结果。他们是社会中最无助的衰弱群体，请问，有谁真正地体贴过他们呢？又有谁设身处地想过现行不对称的"过阴"治疗会给他们带来何等悲惨的结局呢？社会上对肿瘤放化疗后产生的真实后果往往缺少报道，特别是三到五年后的真实生存率，所有的书籍报纸都极少刊载。社会上似乎默认了对恶性肿瘤的现代治疗，默认了癌症生存率低下的现状。

对于治疗肿瘤，在商业社会的"熏陶"下，许多人都认准是手术、化疗、放疗这三个恒定的基本治疗方法。虽说现今的医疗界已经逐步改善了一些治癌的方法，但患者的成活率还远远不够高。我作为一个肿瘤患者，也幸运地走上了一条艰难的康复道路，生命延续到了今天，这只不过是一种运气。要知道，我只是一堆沙子里的一粒，微不足道。正因为如此，我更要替所有逝去的病友呼吁，希望能够早日出台新的治癌医疗方案，能让广大的患者得益终身，阖家幸福！

应该重视患者应有的尊严和安全，灵活地去掌握好"道与度"的关系；还要十分清楚病者的抗病免疫自愈功能，处处站在患者有限生命的角度去考虑医疗问题；要有积极、严谨的服务态度，更好地为患者服务。这样，医患关系将会更加和谐，幸福也会再次降临到各个家庭。

试问一名癌症患者在积极治疗的过程中，出现了"求生不如蹲监狱"状况的时候，那么，是否应该静下来反思一下：在整个治疗方案上是否有违中医文化的阴阳之"道"呢？那些让人的精、气、神尽失的某些医疗规范还会是正确的吗？

只治病果，乏解病因的肿瘤医疗规范，从目前的现实状况来看确实存在着五年生存率极低的恶果。一个无法给患者带来长久幸福的医疗行业法规，还会有生命力吗？

西方医者都已经逐渐抛弃且不敢再使用的某些"医疗规范"，东方人还在大行其道。这是为什么？所有的一切，令我百思不解。

作为肿瘤患者，有病找医生，把自己的生命托付给医生，是常人之心。但是，除了外因之外，更重要的是内因。患者本身应该有自强的能力，自信的决心。面对疾病要积极地斗争，决不能放弃。面对各种困难，不要老是希望别人能够帮你解决，不要把自己的疾病寄托在药物上，这是幻想，都是不切实际的。肿瘤是长期忽略了对身体的照顾而造成的，是自己搞出来的病。那么，就应该深刻反思，自我纠正，自强、自信、勇敢地抗击癌症。自己的身体自己最清楚，医生或别人都只是起到辅导的作用，他们只是你的拐扙，你应该努力地站起来向前走，康复之路是自己走出来的。

通过学习中医文化，我把过往的病友以及一些难忘的案例详述出来，希望能够作为一面镜子，有助于大家反思。

第六章 浅谈中医文化和案例

第一节 人体和宇宙

人体是一个小宇宙。

下面我想浅谈一下自己过去的学习心得，对人体的认识作一个总结。

阅读了著名民国中医大师彭子益的有关著作后，我深深惊叹中华先贤们造就的深奥的古中医文化，它源于"易经"，来于大自然。他谈到，人体是一个小宇宙，它与地球一样，与万物生长一样都离不开自然规律，宇宙森罗万象，无非物质势力运动。物质发生势力，势力发生运动。疾病者，细胞之物质势力运动之变动也。古中医认为人身与宇宙，是同一大气的物质势力圆运动之学，中医的物质势力运动，是不可拆开的，是圆的，是活的，不是死的。一个生物所在之地，太阳射到此地之光热，就是阳。此地面的光热一过，与未来光热出现之间就是阴。阳性上澎，阴性下压。阳性直上，阴性直下。阴阳交合，发生爱力，彼此相随，遂成一个圆运动，这就是太极图的由来。

人体也是一个小宇宙，体内的五脏六腑都是这样对应而生。由阴阳之体成之为人，阳腑阴脏藏于人体的内部，接受大自然的哺育。人体的五脏，由心、肝、脾（中医指的脾脏是包括胰腺在内的脾系）、肺、肾所组成。六腑包括人体内的大肠、小肠、胃、膀胱、胆、三焦。体内运行着十二条经络，各经络上遍布着 365 个常用的穴位，它们均由八条脉来平衡调节。八条脉分别为督脉、任脉、冲脉、带脉、阳维脉、阳跷脉、阴跷脉、阴维脉。人体所吸收的精气均在这八条脉里化合成血液，分门浊清，供养十二经络和五脏六腑，用以滋养四肢。营卫运转正常，方能百病不侵。

中医的终极标准是道，生癌是因为违背了道，也就是违背了阴阳法则。因此，重视人体的阴阳平衡便是避免生病的最佳办法，也是防病于未然的康庄大道。

第二节　宗气和元气（肺癌）

宗气和元气，一上一下，贯通人体，务须小心呵护。

现代医学上对肿瘤病的复发和转移还在摸索阶段，若用概率来统计，经过放化疗治疗后的肿瘤患者在五年后的成活率只有 10% ~ 20%，甚至更低，将来就更难预料其命运。因此，如何在康复阶段对人的元气、宗气进行有效的调理自然成了至关重要的问题。

"宗气"为人身的正气之一，它有两大的功能。宗气聚于胸中，一方面上出于肺，循喉咙而走息道，推动呼吸，呼则出，吸则入；另一方面贯注心脉，推动血行。

《灵枢·刺节真邪》曰："宗气留于海，其下者，注于气街，其上者，走于息道。故厥在于足，宗气不下，脉中之血，凝而留止……"（这里的"海"指的是气海，即肺脏）三焦为诸气运行的通道，宗气还可以沿三焦向下运行到脐下丹田，以资助先天元气。聚积在人体胸中的气，又称大气，主要由水谷精微和自然界的清气化生。经脾胃消化吸收的水谷精微，上输于肺，与肺吸入的自然界清气相结合便成为宗气。脾胃不好，便令宗气总量减少，这也就是下面讲到的要调治好脾（胰）的最大原因。

宗气形成后，聚集在胸中气海之处，并贯注于心肺之脉，其主要作用是推动肺的呼吸。凡言语、声音、呼吸的强弱、嗅觉的灵敏度，均与宗气有关。宗气能够协助心气推动心脉搏动和调节心律，宗气的这一作用影响着人体心搏的强弱和节律，并影响着肢体的寒温和活动能力。

临床上，若宗气不足，可出现气短，喘促，呼吸急促，气息低微，肢体活动不便和厥冷，心脏搏动无力，血脉凝滞或节律失常等症。

所谓的"元气"是元阴之气和元阳之气的总称。万物之生，皆禀元气，此乃先天元精所化生，赖后天摄入之营养不断滋生。"元气"发源于肾（包括命门），藏于脐下"丹田"，借三焦的通络遍布全身，推动脏腑等一切的组织器官活动。换言之，它是人体生化动力的源泉。《辞海》道："元气，亦称'原气'。"气聚则生，气壮则康、气衰则弱，气散则亡。免疫力依赖于人体的原动力——元气，因此，它的存在和肿瘤能否生长有着很大的关系，这一点，望各位病友注意。务必保养好自身的元气，勿过劳，勿过思，勿过怒，勿过忧，勿过淫，才能保住你的元气。

人得了癌症，不能再过度消耗自身的阳气，而应该收敛一切，闲居静处，持戒清静，息诸缘务，得善知识，才能万念归宗，身心健康。

肿瘤病人在治疗之后要注意升阳，保好元气，不然，元气一伤，痊愈就泡汤了。请看下面的一个实例：

• 2004年6月，我认识了一个军级干部，他在广州军区干休所居住，当年81岁，身材魁梧，人称姜伯。毕竟是年纪大了，免疫力早已下降，患了晚期的肺癌。他的两个女儿曾经在部队的医院工作过，因此也很清楚他目前的状况，一致认为父亲不再适宜手术和化疗，一致认同使用食疗的方法来增加营养，补充血气，逐渐调理他的身体，或许还能够延长其性命。这免去了化疗的痛苦，对一个上了年纪的老人来说是相当重要的。

我以猪肉、花胶、蚝豉、海马、配上食用药材，组合成了食疗汤方，让他坚持饮用。他天天锻炼身体，喝好营养汤液，这样，姜伯的身体一天天地康复了起来，能吃，能睡。他思量着自己的身体，想想年纪也大了，还有病在身上，不如趁自己还能行走，回老家一趟。于是，同年的9月坚持坐火车回山东老家探望亲戚，因为他已经十几年没有回过老家了，这也是他老人家最大的心愿。

2005年1月，他们一家子专门来佛山请我吃饭，姜伯挂着拐扙，精神有些疲倦，但是，大家都很开心。他的大女儿深有感慨地对我说："老爸的心情很乐观，军干所有六个老革命患了癌症，他是第一个体检出来有症状的。然而，其他的人迅速到医院去接受放化疗，结果，他们都早已仙逝，剩下了老爸还在世。这些天身体欠佳，是因为去年在大热天回老家一趟，太过劳累了，透支了身体的阳气。看来，老人的身体保养真是要步步为营哦！"她的分析不无道理，事实也证明了这一点。在清明节到来之前，老革命姜伯终于安详地离开了人世，带着满脸的笑容，默默地走了。

姜伯是六月份用营养汤液调理身体的，大约经过四十天的调理，七月份里，气血上升的状况良好，但我们却没有把握好难得的时机。

用现在的思维来分析和探讨：姜伯的肺癌是其肺金旺引起的。当时，应当用降肺气，养肾兼保住命门之火的思路，组成补充营养的饮食汤方。对他的配置又忽略了肝胆的疏泄，缺少了君火的升提，营养汤液中缺失了一定的微量元素，导致守护阳气的力度还不够，同时也忽略了用心调理的重要性。

再说，应该动员姜伯伯选择好天（适当的气候）、地（正确的药物）、人（精气神）的最佳点去进一步用食疗调养，这样，或许就能争取到继续生存的空间。

由于当时我对一些营养的重要性和季节对人体的影响还缺乏一定的认识，所以会出现一些盲区和误解，希望能给大家一个提醒。

如果肾阴、肾阳、肝胆运化、心火都调理到位，先用草药淋浴，疏理经脉，使气、血流通顺畅，把寒、湿、滞驱出体外，再腾出力量吸收、转化、培养身体里的抗敌队伍，那么，效果将会更好。

姜伯思乡情结深重，执意要返回老家探亲，这是无可非议的。可是，连续乘两天的火车回山东，在老家待上了一个星期，天天连续的应酬，加上又要乘两天火车赶回广州，这种连续劳累，瞬间的气候环境变化，就算是年轻人都会熬不住的，莫说要八十多岁的老人去承受。过度的劳累，是肿瘤病患者的大忌。因为，身体为了承受劳累，人体内里的皮质醇应激功能会释放出极高的应激素来应对，这样会耗费大量的阳气。

有病之身的阳气本来就很弱，连维持生命都很困难，更何况是得了癌病。于是，姜伯伯返回到广州后，病情就急转直下，难以控制。再说年纪大了，吸收营养的功能也大大减弱，于是什么办法都无法见效了。

回头想一想，如果姜伯要回老家探亲，也应该详细计划好每一步，把营养汤的材料带回老家煲，保持有充足的营养调理。并且，必须要在老家住上四个星期以上。这是因为正常人对环境的变化要有三个星期的逐步适应期，才会对身体减少损害。

姜伯于9月份回到山东，老家的气候刚进入秋天，养生调理温度适宜，人体营养吸收和储存最好。待到气温降到10度左右再返回广州，既能探亲、养生两不误，又能很好地规避劳累的问题，何乐而不为呢？遗憾的是，一切都晚了！

第三节　关门打狗式的治疗（腮腺淋巴癌）

人体内的邪气要攻防结合，不能只用攻击的办法来驱邪。

现今对肿瘤的治疗都是一种封闭式的治疗，用通俗的话来说，就是关门打狗。结果是多数的人都被"打疯了的狗"咬死了。这就要引起我们的深思反省，不能一味错下去，而应该改变治癌的思维。攻击战要打，防守战也要打，以防为主，再攻击，还要在运动中消灭敌人，这是一种最为形象通俗的说法。

现在对恶性肿瘤的治疗都是参照西方的做法，以手术、放疗、化疗、生物治疗为主要手段，还有的就是民间一些传统的中医疗法。后者是相对安全的，前者是快速的。如何把两者结合起来造福于百姓，是我最大的心愿。

我是一个癌症康复者，也是大自然眷顾的复活者，用医生的话来说，是一个奇迹。但是，我考虑的是如何令更多的人加入癌症康复者的队伍。因为，病友们都相继去世了，电话里只留下了空号的回音。这些年来，我孜孜不倦地收集有关肿瘤治疗和肿瘤方面的各种信息，是要用有限的生命去感谢社会和报恩病友。

• 2006 年 4 月，广州横枝岗路上的养君堂里来了一位妇人，她希望能用饮汤的法子来帮助她的先生。她的先生住在肿瘤医院化疗二科，姓欧，46 岁，广州黄埔区人，患的是腮腺淋巴癌，已经做了 11 次化疗。在医院见面的时候已经是面黄肌瘦，无力下床，不思饮食，但其肝火依然很旺盛。

他悻悻地对我说："至今为止，我已经花费了 30 多万治疗费，到现在居然还没好，变成了今天的这般样子，对于这样的治法，我真的开始怀疑了。你还能有什么办法让我健康起来吗？我已经山穷水尽，死马当活马医吧。得就得，不得就回顺德！"听了他的一番肺腑之言，我很为难。自己并非一个医生，充其量也只是一个康复者。对于这个个案，我思虑再三，认为他只要能保住元气和宗气，就能有希望。化疗已经消耗尽了他的血气，所有的营养已经消耗殆尽，我能做到的是让他尽快补充好营养。在营养汤液中多做点文章，保好他的脾胃，养好他的心肺，饮好各类的汤液，提升气血。

三天后，他在老婆的陪同下来到了我的小铺，很感激地对我说："你的营养汤液果然很有效果。几天下来，我已经感觉很好，精神面貌改变了许多，我还经常去散步，也能走一段路了。"听了他的一番感慨之言，我更加感到补好气血和守护元气的重要性。在以后的日子里，我更用心地研究了各种的养生汤液，用古中医的汤液去救助需要的人。

一个星期后，他就出院了。以后每个星期他都会来养君堂拿汤，这个朋友是交上了。我还到过黄埔村他家里做客，看见他一天比一天好，心里也感到很欢畅。同年的六月份，欧先生去兼了一份专门接送别人上下班的司机工作，因为当时他真的是山穷水尽了，加上到处借债治病，他肩上的担子可不轻。由于心急，在村口开了一间卖牛杂粉的小店，夫妻俩一起经营。结果，因为疲劳过度，加上天气的缘故，热毒攻心，头晕眼花，又患上了带状疱疹。用饮食调理了一段时间，其营气还是无法维持每天的需要。

通常，血可以通过增加营养来补充，但补气就有相当难度了。"气是血之帅"，欧先生打了 11 次化疗，体内还有什么"气"可以支持运作呢？养气要通过适度的运动和休息，在血到位以后还要有 1 年到 3 年的时间才会有起色。

欧先生因为急于挣钱，日夜劳作，耗其血气，身体无法养气，还要透支体力和脑力。因此，免疫力大降，元气又一次受伤，还连累了宗气。两个星期下来，他的甲状腺癌又复发了，进院再化疗已经是没有效果了。当时，医生认真地对他说："我们已经想尽了办法，也只能这样处理，最好你再找一下其他的办法吧。"此言一出，希望顿失。一个月后的一天，他带着满腹的悔恨离开了人世。同时也告知了所有的人，要切实地保养好你的元气，患上肿瘤后，再过度地消耗你的元气，将会导致你早日躺下，这是没有后悔药吃的。

对于欧先生的个案，我反复思考了许多，对于他的治疗是否存在着不恰当的地方，还是做了太多的化疗。究竟现代的治疗还有没有其他的办法呢？带着这些问题，在往后的几年里，我终于明白了一个道理：现今的化疗方法对患者来说是一种关门打狗式的治疗。用古中医的理论来剖析，人体内的邪气要攻防结合，不能只用攻击的办法来驱邪。化疗药是很毒的药物，它在你的体内能留存数年甚至更久，无论对癌细胞还是健康细胞，它都是毫不留情的。而这种做法就像关起门来打狗，打狗不死，反遭其害。他作过11 次的化疗，对其元气极伤，而后又没有去排毒，更没有去认真地调养，使宗气无法下注气街，奇经八脉里已经没有了精气的调动，失去了平衡，养不了八脉之气，导致了五脏六腑的崩溃。

此案例如果放到今天，我会从食疗、药疗、按摩下手，运通他的气脉和经络，再用中草药泡浴的办法来帮助他。配合用中、西医联合的治理方法，或许能够令他康复。可惜的是，当时，我还没有这种能力，遗憾之至。

欧先生这个案例给我的震撼很大，对于肿瘤的医治，在当时是否有什么做过了头呢？造成欧先生死亡的原因在哪里？这一切的问题，都持续困扰着我。

第四节　违反中医文化的"道与度"（乳腺癌）

"道与度"的重要性不容忽视，既然是无法根治，那就应该处
处留有余地。

人在患病前，癌细胞与正常的细胞已经在体内相搏多年了，
正常人的体细胞一般是在气血不够、微量元素大失的情况下死亡
的，它们的生长周期赶不上癌细胞的滋生速度。日久天长，癌细胞
就占领了人体气血最薄弱的地方，五脏六腑就会逐渐被侵蚀损害，
癌的根据地就愈长愈大，人就会不断出现肿痛、消瘦、呕吐、溏
泄、失眠、无胃口、行动不便和皮肤出血等症状。在下面的例子
里，患者林女士用了各种过度的治疗方法和手段，她能成功吗？答
案是否定的。

● 林女士，51 岁，公务员，身患乳腺癌。她是一个勤恳的基
层办事员，经过了几十年的拼搏，凭着出色的工作表现，成为了某
局的科长。这实属不易，但却透支了健康。

2006 年 4 月份起，林女士做了 6 个昂贵大剂量的化疗和手术，
还做了 20 次放疗。经过治疗，已经大量耗费了林女士的气血，落
下了不可预知的医源性损伤。需要长时间的调理，才能够排除她
的化疗魔怪圈，才有可能保住生命。

然而，她并没有理睬广州知名教授的意见，执意根据某医生
的建议，过度相信医疗仪器。为了"巩固效果"，在没有保证好自
身的精、气、神条件下，还继续做了"生物"治疗。林女士忽视
了重疾的危害性，过度地做了不该做的治疗，没有掌握好中医文

化"道与度"的关系,这造成了以后的恶果。

林女士选用的化疗药,只有早期的使用报告,却没有中期和后期使用报告。究竟化疗药后续的毒副作用对人体影响有多大,没有人能够给出一个真实的说法,只知所用的药物价格不菲。

她是一个女性,中医文化把男属阳、女属阴作了划分。化疗药属阴,是阴上加阴,通用的剂量或许应该减少或分批注入,而不应该选择重剂量。

每期都选用高的剂量,标准的三个星期间隔期,6 期化疗的剂量,她等于别人做了 8 期的剂量。当初本来气血就弱,癌症才会来光顾。出现病灶转移的时候,证明此时此刻的气血总量就更低了。

她接受了上述的治疗方案,本来虚弱的体质哪能再承受得住?再用"巩固效果"的"生物治疗"就雪上加霜,阴气叠加。

一天,她终于拖着沉重的身体出院了,看来似乎有所好转。然而,半年后的一次复检,居然又发现病灶转移到肝部,在身体还没有恢复的状态下又接着进行了肝的冷冻治疗。

治疗在夏天进行,她穿了毛衣还加盖两床棉被依然感觉冰冷。气血已经处于相当低的水平,在严重缺乏"阳气"的状态下,治疗后的白细胞徘徊在 $3.8 \times 10^9/L$ 左右,无法转回到正常的数据,这就证明了她的骨髓已经板结了。由于免疫细胞的低下,再多打"升白针"也是无济于事的。由于林女士在治疗上"道与度"的失误,造成了她身上的精、气、神逐渐被淹灭了。

2007 年,我碰到了她。仔细看了她的手纹,相当紊乱。乍一看来,像曾经服食了过多的激素和花粉者的掌纹,全掌蜘蛛网纹、米字纹,毫无规律,心供血不够,也有肝胆乱纹。

2008 年,她由于心悸无力、心烦进院检查,结果医生给出的报告是发生了癌细胞全身转移。这个由乳腺癌产生的病,居然搞到了全身免疫功能衰退。不对称的过度治疗,忽略了病因,盲目追求病果，以致造成医源性的损伤是多么的厉害哦！

以前，她已经用尽了最"先进"的化疗药，也使用了人体承受的极限剂量，所以，到发生全身转移的时候，已经是无药可治了。一天上午，我带着她的家属和有关的资料去咨询邵主任，但一切都晚了。当天下午，林女士昏迷了，再进行抢救已经是回天无力了。

我和林女士是好朋友，她患病时的汤饮意见，也是我提供的。她的基础体质经过计算，其五行断为肝木旺。营养方向是对的，她按照常人的5倍营养量来设置组方，而且能够按时饮用。按理说，已经把握好了饮食，适度地选择好治疗，保持气血和阴阳基本平衡，她的乳腺癌是可以控制或痊愈的。

然而，过阴的不对称治疗是导致她失败的最大原因，经过残酷的化疗后，再来做生物治疗，如此一来，身体内的气血消耗殆尽，还把元气和骨髓都调出来应对治疗的需要，那么转移复发就是顺理成章的了。

元气和骨髓是不能乱动的，它关系着人体的生命。好心叫她做生物治疗的人，中医文化知识确实贫乏，让病人无知地接受了许多不该做的治疗，到头来是竹篮打水一场空，实为可惜。

我不是一个医生，但以我的亲身经历来剖析这个案例，觉得现今的肿瘤治疗，是没有留给患者一定的调养生息空间，也就是说"正气的恢复时间"还不够充足。按理说，每期化疗的间隔应该再往后拖长一点，让身体的正气有所恢复后再去接受化疗。然后按照中医文化所论述的周期去调养，一般来说其结果会相当不错的。

病友们应该冷静地反思一下，假如在短时间内穷追猛打地"合法"用药，必会造成物极必反的结果。难道癌细胞就没有耐药性吗？难道药物对身体就没有损伤就不会残留吗？难道可以忽略病者将来会复发的危机吗？这些都值得我们去思考。

对于治疗来说，如果用尽了药的话，碰到复发就四面楚歌了。"病情复发"的说法，从另一个角度来说，就是没有彻底根治。既然是无法根治，那就应该处处留有余地。林女士的治疗就是另一个关门打狗的案例，她用尽了现代最先进的"高科技药物和仪器设备"，结果就把自己弄成悲哀地躺在白色的病床上，未能收到退休金，抛下了母亲、家庭、女儿，痛苦地走向了绝境。

治癌就像打仗一样，首先要打掉它的锐气，而不是完全消灭它。化疗也只能适度地做，而不是穷追猛打，否则，癌死人也死，便是必然的结局。

林女士是"关门打狗式"治疗的一个受害者，这能否警醒后人，引以为戒呢?!

第五节 至今难忘的患者（血癌）

● 珠海某大学的一个学生，姑且叫他为聪仔。他是一个独生子，刚读完大三，于 2008 年国庆前，被诊断为急性粒细胞白血病，在广州中山一院治疗，并做了自体骨髓移植，后又遇上病情复发。他也曾经用过一些民间的中医方法治疗，病情好了 9 个月，刚准备回校复课，又发高烧，并又重新回到医院打了几次化疗，终于把身体彻底打垮了。

我曾多次到他床前，替他按摩、推拿穴位，助其退烧，令其开胃等。但是，因为他过度化疗，尽管年轻，也挡不住化疗对他的损害，过度的化疗已经把他的气血消耗殆尽，回天无力。临终前，二十多岁的小伙子，用不甘心的求生目光看着最后的世界，悲怨地走了。他那眼光，至今依然萦绕在我的脑海里。

我不是医生，也不是聪仔的亲戚，在聪仔的医治上不敢发表意见。但是我的心里十分清楚,他天生的五行基础体质是肝胆太旺,影响了脾和其他的脏腑。如果认真治理脾和胃,给脾一个调理恢复的空间,或许会有起色的。脾指的是中医所说的脾系,正确表述应该是中医养生文化所讲的"中丹田"。用易经思维指导思考,就是必须把中丹田治理好,用中丹田帮助下丹田升阳生津气化,而不能在下丹田直接用药升阳;另外,中丹田还会理顺上丹田,令任督两脉顺畅交会。肾阳气上升了,就有条件顺利治疗骨髓。

如果按中医文化的"道与度"理念去严谨办事,可能聪仔还会继续完成学业,活好人生。

聪仔走的前两天,他当着他母亲的面,恳求我带他出院,到我家里去住,由我直接调理,这一情境我至今还历历在目。此事我不愿再多写,心力悲,人过累,彻夜难眠心流泪,悔、悔、悔。

第六节 对肿瘤病灶别再叠加伤害(肝癌)

叠加损害会置人于死地。

《素问·六节藏象论》曰:"凡十一脏,取决于胆也。"《脾胃论》又说道:"胆者,少阳春升之气,春气生则万化安,故胆气春升,则余脏从之。"(胆的作用,好比开春时万物生长的变化一样,人体中的脏腑都会顺从这种少阳春升的自然现象,胆气旺盛将决定各脏腑的正常生理运动。)胆为中正之官,决断出焉。勇者气行则已,怯者则着而为病也。这些话都出自《素问·经脉别论》,古人说得如此透彻,今人却忽视。胆的重要性还有很多,人体器官的生理平衡也需要它来调配,所以,优柔寡断之人往往都是肝胆缺血,故也有胆怯一说。缺失了少阳胆经的运作,余脏就会乱套,人的整体运作会受到不同程度的影响,春升之气消失的同时会带来各种各样的恶果，因此不能掉以轻心！

• 2011 年，有一名肝癌的男性患者许先生，要对肝进行局部病灶切除。由于医生是患者的好朋友，在手术当中发现其胆囊肿，就肤浅地认为：既然胆也有事，就一块切掉吧。于是，把有可能保留的胆也切掉了，或许是为了手术的方便吧。事后，病者才被告知。接着又进行介入治疗，单纯地希望能尽量把他的坏细胞消灭掉。术后的三个月内，病者越发感到胃口不开，直至米水不能进，中土大败，最终在短时间内导致了快速死亡。这是一个典型的个案。

许先生的死，是一个叠加损害至死的个案。换句话来说，假如他没有切去胆，继续保留了胆的功能，哪怕它只有五成的功能，或许也会有所帮助。因为胆气沉降，有助于胃气下降，中土就不会大败，也就不会如此快地走上黄泉路了，这是我们的推测。

《奇恒阴阳》、《五脏别论》、《玉机真藏论》都对奇恒六腑有过论述，其中《五脏别论》曰："脑、髓、骨、脉、胆、女子胞，此六者，地气之所生也，皆藏于阴而象于地，故藏而不泻，名曰奇恒之腑。"胆囊是奇恒之腑之一，能补不能泻，更不用说全部摘除了。一个人若干的奇恒之腑假如被切掉了，将破坏人的阴阳平衡。久以时日，一旦人体阴阳发生了大失衡，各类的疾病就会相继而出，这是一条符合大自然的规律。

我们还可以从中得到另外的一些启发：既然奇恒六腑藏而不泻，其性属"阴"，它们都是阴腑，当一个人的奇恒之腑产生癌变的时候，是否应该用"阳"的治疗方法去处理病灶为妥呢？如果改用中医或西医属"阴"的药物和方法去攻击奇恒之腑，其效果是否真的能够那么有效呢？药性属热、温的中药属阳，药性寒、凉之物属阴。涉及奇恒六腑的癌症有脑癌、骨癌、子宫癌等，这一类的癌变是否要改变一下思路去调治呢？（详见第八章第七节）当然，癌病患者在做手术后，为了预防病灶转移到奇恒六腑或转移到全身，届时用恰当的化疗也还是很有必要的。

许先生的病用易医来分析，他是肺金过旺，肺金克肝木，金浮木沉，相火不下，导致肾的命门之火更弱，肾中无火，不能温肾。水不生木，令肝胆更弱，胆囊肿是肾阳不足造成的。胆出现了疲劳状态，分泌胆汁失常，又伤了脾胃。肝和胆是一个整体，就像一对夫妻，以杀夫来救妻，那就是一种愚昧的行为。

现在有个别的行医者只着眼于局部，看不清大局，不去调理人的整体，这实在是一种遗憾。肝胆出了问题，首先要改善冲脉、维脉、任脉、督脉的气机，修复营、卫之气；用饮汤和草药，假以时日，治理好脾，那么，胆囊肿就会逐步好转，并对治愈肝癌有重要的支持作用。如果没有叠加的损害，在肝癌病灶手术后，就应该注重营养大方向的确立，重点补养肾阳，调养乙木（肝），用半年左右时间调养肾水，肝胆和睦相处，气机就会得到初步的顺畅。待到来年的夏秋季节，泡中草药的药浴来驱赶邪气，就像赶狗出门一样，不让邪气待在体内，用"金克木"改变体内的环境，那么，金浮木沉的状况就会转换。体内的五脏六腑调好平衡后，身体就会痊愈。其实，只要顺应大自然的法则，就不会出大乱子，应该采用归隐的方法，生命还是会保存下来的。

第七节　谨慎施行化疗　保留生存空间（乳腺癌）

得病不是一件好事，但现在有的人还没有意识到"关门打狗式"的治疗是没有好效果的。他们一头扎进了僵化的医疗规范之中，忽视了这是人命关天的大事。

治疗癌病，倒不如先对体内的"狗"提出警告，赶走后再慢慢调理身体，这不是更好的方法吗？对人的生存空间要保留一定的余地，切莫赶尽杀绝。

• 2011 年初有一个朋友告诉我，在她的档口旁边，有一个卖服装的靓女，33 岁被查到有乳腺癌，于是在广州医学院附属肿瘤医院胸科进行手术切除。医生的方案是在手术以后再打两个化疗，之后就服食抗雌激素药 5 年。她抱着怀疑的态度咨询了我，请我无论如何都要帮帮她。当时，我一口应承了。经过调理后，她复原得很快，身体也痊愈了。该女士的治疗医生处理得很好，他能够谨慎地对一些轻度的癌症病人施行适度的化疗，并保留了病人的生存空间，也减少了以后病灶复发的可能性。这是医术高明的医生，在当今医院里，实属罕见。

倘若奉行教条式的治疗，还死板地照搬西方 10 年前已经被证明了行不通的医治方法，会造出了多少个"空号"，会打破多少个原本幸福的家庭呢？假如还是一味鼓吹要多打化疗，还要足量的化疗才有效，那将会是一个何等悲哀的局面哦！

其实东方的古中医、内经、难经等治病理论是博大精深的，它不断指引着东方的医术向前发展。中医的思维与西医的技术能够适度地联合，相互取长补短，则不失为是一条可行之路。

回想一下我所遇到的癌症患者，最小的血癌患者是 3 岁，最大的老者是 91 岁，医院都无法把他们留下！为什么？治疗是否出了很大的问题？现代的医疗水平是硬件先进，软件落后，真正的治癌路子在哪里？通过这么多年的研究实践，不难得出这样的一个结论：在东方，在中华民族几千年的文化里。因为中华文化有着几千年的历史，对天、人、地的认知比西方早两千多年，沉淀了数千年的中华智慧，对治癌有着重要的指导作用，这将令全世界的人们刮目相看。

第八节　值得深思的案例

1. 奇遇香港抗癌会长（胃癌）

2005 年底，广州金花街的店里来了一位梁女士，她是香港抗癌协会的会长，曾患有胃癌，已经做了全胃的切除手术，部分脾脏也被切除了，并且陆续打了 4 个疗程的化疗。

治疗到了最后，身体实在是受不住了，人已经到了生理极限，她就主动要求医生停止化疗，并且自己开辟了其他的路子去对抗肿瘤。她加入香港抗癌协会，参加了各种康复活动，进一步用饮食来调理自己，真正做到了"五调"得法。身体在慢慢地痊愈，心情也越来越好。

说起在协会的日子，她深有感慨地说："协会就像一个营房，每年都有如流水进出的兵，一批新人加入，又有一批'复发'走路。病灶'复发'的人都是在很短日子里就走了，他们都有一个共同点，这就是都做过 6 个以上的化疗。别看他们平日里有说有笑、跳舞、唱歌，一旦复发，说走就走，有的连后话都没有留下来。"说到痛处，梁女士都热泪盈眶了。

她的言语，经常在我的脑海里翻腾，我时刻都想着这些悲剧。再看看我身边的病友们也是一样，这些年来都是走了一批又一批，大部分都是过度治疗后走的，这种状况有什么补救的办法呢？我一定要破解这个魔咒，它成了激发我前进的动力。

2012 年 2 月，我从梁女士弟弟的口中得知她的最新消息，梁女士用她高超的智慧，用古人的养生思维又活了 7 年，至今还很好地活着，这成了我最大的安慰。

2. 正确调治骨肉瘤（骨肉瘤）

把握好治病的每个关键时刻，是自救的必要手段。

佛山市张槎镇的招先生，当年60岁，2006年末右大腿患上骨肉瘤（类似中医所称的骨疽），住进佛山市某医院。在住院治疗期间，他的表弟介绍我们相识，那时候，他已经打过3次化疗了。

我们在病房见面的时候，亲耳听到他的主治医生对他讲道："今天你的白细胞已经升到8.1×10^9/L，明天上午再打两支升白针，下午再验一次血，计划让白细胞升过一万，后天就打化疗。"听到这话后，我急忙问招先生，究竟是怎么一回事。招先生讲："白细胞昨天4.2×10^9/L，医生说过低，必须要打两支升白针。打针后今天升到8.1×10^9/L，医生讲未达到10以上，以后接受化疗的时候，白细胞就会下降得相当低，所以提前要我打针，让白细胞'保持一个高的数值'来接受未来的化疗。"这个医生走了拔苗助长的岔路，他对升白针的危害还不甚了解。我立刻对招先生说："你最好转到广州市的专科医院，看看别的医院会如何处理你的病情。"

招先生即时就出了该院，并把住院医生开的一大袋中成药（价值几百元）全部留下，怀着希望去了广州。

医院里的升白针，对人体来说是一种催熟剂，不到紧急关头，是不能乱打的，特别是肿瘤患者更要小心。如果乱打升白针，在未来的日子里将容易引起骨髓板结，造血功能就会缓慢地坏死，更会加速人的死亡，届时，百药都不灵了。

招先生转院到了广州市中山医学院附属一院的骨科，由该院的沈教授主持手术和化疗。沈教授认为，在佛山进行的3次化疗对病人毫无效果，需要重新选定另一种德国生产的药，做9期化疗。

　　我曾经见过 3 次招先生的化疗，那是一袋乳白色的药和一瓶其他的药，进入静脉前汇合后才进入血管，与我以前的化疗方法有很大的区别，对病者体质有相对高的要求。而招先生能一边滴化疗药，一边喝汤吃肉，连护士长看见都说：第一次看见有这样的做法，真是不简单。由于该院的床位特别紧张，因此，在打完化疗药两小时后，招先生就自己带药回家，随时与医院保持联络。

　　这里要说明的是，这样的做法是西方对癌症治疗的普遍做法，病人是不用住在医院里的，有些工作是由社区医院协同完成的。

　　回到佛山后，招先生按照出院时的指引和沈教授保持信息联系，根据佛山的病历记录，沈教授告诉他要慎用升白针。做完 9 个疗程的化疗后，招先生都没有用过升白针。有一次的验血提前了 8 个小时，结果显示白细胞的数值是 $1.8 \times 10^9/L$，沈教授经过计算后，用信息答复招先生："再观察一天，明天再决定是否打升白针。"结果到后来都没有用上升白针。

　　假如胡乱地使用升白针，不知将来会在骨肉瘤患者身上产生多严重的后果。因为，骨肉瘤是很容易危及骨髓的造血功能的。假如在化疗期间没有慎重使用升白针，便会加速骨髓板结，造成死亡率飙高。我的心里实在是不明白，在这个问题上有些人究竟是无知呢还是无良？

　　招先生的骨肉瘤，在医学上 5 年的存活率在 10% 左右，如果排除了其他的因素，其治疗的难点就是还要承受 9 个残酷的化疗。招先生在佛山打的 3 个化疗宣告无效，连同在广州再打的 9 个化疗，对人体的伤害已经很大了，要确保身体健康就要有强大的营养来支持。

　　招先生在打化疗之前做了右腿大骨部分切除，又进行了人工骨植入手术，而后才打化疗。这种治疗的方法是高超的，沈教授的医术、医德高明是招先生的福气。患者还要力争在治疗后 5 年内的生存期能安全度过。患者存活率低的重要原因是接受了极限的化疗，对人体造成了叠加的损害，令机体没办法复原气血。大约在1～3年左右就给了癌细胞大举反击的机会，导致全身器官衰竭死亡。这些问题，必须引起我们的高度重视。

如何做好招先生的后勤工作，保障他的营养准确到位，是我对招先生的调理重点。依照《灵枢·海论》里"髓海有余，则轻劲多力，自过其度"的思路，再依照招先生的基础体质，用五行计算，是肺金独旺，肾主骨，属"子犯母"的病症。于是，整个调理方案的设计就逐渐出现在我的脑海中，每天饮食是什么，煲什么汤，用什么材料，要有一个基本方案。根据招先生治疗的需要，我建议以调理肾、肝胆、胰为主，选择瘦肉、有鳞鱼、鲍鱼、鳄鱼龟为主打食材，配以少量的药材煲汤、煲粥。打化疗前一个星期要加减材料，根据验血常规的结果来调整食物的品种，结合各方面的身体指数，提出按期化疗，或者推迟化疗。不允许在调理中出现错误而影响治疗和愈后的修复，这里面包含着现代人很少用的古中医理念。我以中医文化的味道学来调理招先生，效果是比较理想的。

在医院的两天里，除了用过沈教授的化疗用药和辅助用药之外，招先生出院后都没有再配过药吃。这是沈教授高超医术的表现，他很明确地表示不能再用药了，因为化疗已经极度地伤害了人体，绝不能再用其他的中西药了。是药三分毒的概念是十分准确的，特别对肿瘤患者而言。

化疗的药物倘若留存于人体是很有害的，应该想办法尽快让身体排毒。如果变本加厉地胡乱吃药，就令身体毒上加毒，累积起来就会物极必反，患者免疫力会不断地降低，病灶复发转移就是这样产生的。

我是用食物搭配药食同源的中药来做汤料的，用营养汤来维持人体一天所需的微量元素，再用特定的方法去煲营养汤和营养粥。每天用到鱼和肉的分量达到两斤半以上，（相当于五瓶以上白蛋白的营养量），每天的汤、粥、水的分量是 14 碗到 16 碗。这样，在保证人体一天营养充足的同时，还起到了排除体内的化疗毒残留物的作用。

有一次招先生的女儿来我的店铺取汤，顺便问了我一个问题："辉哥，我老爹以后是否还是要用这么多种食品来煲汤啊"？我当时不得其意，连忙问了原因。原来他的女儿一早煲好粥送到广州医院给父亲喝，其父吃后发现味道不对，觉得今日的粥里面少了一些食料。果然不差，他家里冰箱库存的鲍鱼不够量，没有及时去补货，煲粥的时候少放了鲍鱼，立即就让老爹发现了。原来他对食物已经有了很好的口感，随时可以判别食物的种类和分量。

经过大半年的治疗，招先生在补充了大量的营养后，每天坚持七分饱，经常有很强烈的饥饿感，这是他努力的结果，这是康复者的重要保障条件。

他还坚持活动锻炼，参照奇经八脉的穴位，用最大的努力来活动手脚，经常按摩手脚，拍打身躯，浸泡两脚，坚持数年，康复有望。在调心方面，招先生还有一群大力支持他的朋友和亲戚。贤惠的妻子常伴随在身边，孝顺的媳妇早早煲粥，早晨 7 点钟左右，再由他的乖儿子送汤到广州，女儿每天采购食物，家里上下齐心，病根已好一半，这是一副家庭良药。

招先生用自己的信心和毅力创造了"12 个"化疗后还能存活的奇迹，体重增加，每天上茶楼，下午打乒乓球，高质量地活好每一天，他是癌症康复者的榜样。读者可能会发问：化疗不是打少一点好吗？

这里最重要的原因是他的上中下丹田的相火在化疗前是运转正常的，他的五脏六腑在发病的时候有别于其他癌症患者的身体，处于相对正常的状态，还有抗衡化疗药的能量。在杀灭肢体上癌细胞的同时，对人体内脏不会产生太大的伤害，所以在打 12 个化疗后还能活下来。

这里，要说明的一点是：五脏六腑出现肿瘤的时候，就不能打如此多的化疗了，再说，他所打的"化疗药"也是很特殊的。

守护好中丹田，或者注重调理中丹田，是肿瘤患者生存的首要条件。我与招先生都有一个共识：保持胃口，守好口，不吃饱，保持三分饥，实际就是守护好中丹田的基本方法，这个重要环节是第一步。用有针对性的肉类，配上少量的药材，熬成营养汤和营养粥，这就是调理中丹田的好方法。调理好中丹田，气血能助六腑保五脏，守护了生命，对于身体强壮的人将会痊愈得快些。另外，每次的化疗相隔时间要恰当，而且要及时调整补充好营养液（根据常规验血单的变化），步步都不能走歪，开开心心才能活回来。

2012 年 6 月份，招先生还专门到我的小店一聚，交谈之中，谈笑风生，实在看不出他曾经是一个病重的人。他把握好了治病的每一个关键点，这就是患者注重养生五调的结果，是大自然造出的奇迹，也是大自然给予人类的恩赐。

3. 禁忌魔圈（鼻咽癌）

小针激起千层浪，万金难推铜壁墙。

江女士，广州黄埔区人，2006 年 7 月经人介绍由她的丈夫搀扶着来到我横枝岗的小铺，当年 33 岁，他们来寻找另外一种食疗方法。

该女士于 2005 年患上了鼻咽癌，经过多次放疗后，在年底的一天出院，以后都是在家里慢慢调理身体。每天早上食燕窝粥，到了下午就喝冬虫草汤，转眼的功夫，体重增加 12 斤，肥肥白白，精神很好，以为万事大吉。出院后三个月就恢复了性生活，沾沾自喜也。不料，2006 年 6 月初，她坐在胶凳上干活，一不小心坐到了地上，挫伤了腰骨，感到下腰很疼，就到了广州某大医院就诊，按摩推拿都无效果，接着就改用了针灸治疗的方法。可是，针灸了一星期以后就发现身体状况不妙，胃口愈来愈差，浑身上下都觉得疼痛，再去做详细检查，结果发现是癌细胞发生了骨转移，痛得每天只能卧床休息，晚上辗转不能安睡，于是又转院去了广州横枝岗肿瘤医院。

江女士的病情是癌细胞全身骨转移，但是由于她的白细胞过低，并且没有胃口吃东西，所以，医生不能执行放化疗的方案，如何是好呢？

她的丈夫就这种状况询问了我，能否用食物的方法提高白细胞的数量。但是，白细胞（也就是免疫细胞）是不能在短期内提高的，唯一的方法只能补充好胶原汤、补骨汤、疏肝汤，三汤并举，强化营养，其他都不能做。

她丈夫请来了两个人服侍她，并多次催我想办法，甚至还以为金钱能挽回败局，提出如果能调理到她可以接受打化疗的话，就"送我 30 万元"（这是因为他老婆带旺了他的生意，故不能没了这个老婆）。结果调理了三个星期都无法升起白细胞，当病情愈发严重的时候，患者只有出院回家，听天由命了。

江女士的基础体质，以我今日的经验分析，五行为脾土旺，由于鼻咽癌是人体上丹田的病，属于手太阴经络出了问题。任脉、冲脉与维脉乏力气不畅，心肾不交，肾弱兼肾冷，肾命门之火与心火不能互通，属大病，但不是绝症，如能把握好正确的方向是可以痊愈的。这个案例是值得每个患者家人反省和警醒的。

据我的分析，她有四方面犯了禁忌：

其一，首次住院治病的时机选择不对。

她是在秋末冬初时去住院的。由于冬季是处于万物冬藏之际，太阳照射大地之热，经秋沉入地下，经冬沉于地下之水中，经春再由水中升出地面。造化一年的大气，最完备者，莫过于人身。因此，患者在这个时候进入医院接受最难熬的治疗，只能损坏人的阳气，损伤人的精、气、神。病者金寒水冷，金浮木沉，在此叠加症状的条件下，人的气血无法进入冬藏。此时此刻，所有的阳气均处于高度聚集之际，你不能胡乱地去破坏它，也不可随便动用人最旺的元气去抗衡外来的干扰。对于一些急病要在冬天医治的话，那最好先控制好病情，力争在最佳的季节去做放化疗。而鼻咽癌的危险性较其他的癌种轻，应该尽量在夏秋中去接受治疗，而没必要在冬季进院去接受化疗。

在接受化疗前应调养一段时间，大约需要 2 ~ 3 个月。她应该选择（按五行参考）瘦肉、花胶、蚝豉、百合、沙参、玉竹等煲汤，为未来的治疗先打个底，既可避过了天寒地冻的冬天，也可进一步提高治愈的条件，但是，她都没有做好。此为一也。

其二，是饮食不对号。

早上吃燕窝粥，下午吃冬虫草炖竹丝鸡，好像是可以解决金浮木沉症状。两者都含有蛋白质和维生素，但是，燕窝只补肺养阴在上焦，只升不降，倘若肺金不降，鼻咽癌的症状就无法治好。竹丝鸡是有上升功能的，而冬虫草则是偏重调升肝木，注重在中焦，同时它也是补气之物，有升无降。

江女士之所以复发，是因为饮食中的食物升多降少，很多的建议在有意无意之中给出了错误的信息。而中焦当中还有脾胃，若不处理好脾胃与肝的关系，那么，中丹田就会处于横锁的状态，令脾胃运化失常。江女士进补吃进体内的营养都是调补上丹田的，另外下丹田（肾水）没有了相火相融，故容易引起心肾不交。江女士本身是脾土旺，火反制于水，叠加损害了肾水，造成心肾的相火和君火更弱。食物选择上如果反方向了，就会助长脾土旺上加旺，其他脏腑弱甚有加，兼之失衡。此为二也。

其三，恢复期内不能有性生活。

肿瘤大病后的调理，按照古中医的要求是用 3 年的时间逐渐调理身体，累计天数是 1080 天，大病后的气血才有希望恢复。江女士病后所食的营养都侧重升阳，过于大补，引起阳亢，体重增加太快。然而，这种体重增加却不是好的现象，骤然增加了体重是因为体内八脉之气处于无力的状态，这正如一件受潮湿的棉衣，无气疏通。在任督两脉气化功能尚未会合之时，给予了恢复的假象。

不够百天就恢复性生活，在本身气血已经亏空的情况之下，由于性兴奋，把原来有序运作的穴位胡乱地打开了，又没有足够的能量支撑，必然动用肾元气和骨髓来填补，那么，癌细胞就乘虚而入，霸占了制造气血的工厂，直接吸收营养壮大自己。而体内五脏六腑就更缺气血，于是，全面衰弱的场面就出现了，假以时日，癌细胞就会大面积地转移。此时此刻就无药可救了。她犯了一个不该犯的大忌。

《素问·阴阳应象大论》曰："能知七损八益，则二者可调，不知用此，则早衰之节也。"七损：一损曰绝气，二损曰溢精，三损曰夺脉，四损曰气泄，五损曰机关厥伤，六损曰百闭，七损曰血竭。（七损：一是精道闭塞，二是精气早泄，三是精气短竭，四是阳痿不举，五是心烦意乱，六是陷入绝境，七是急速图快徒然耗费精力。八益：一、调治精气，二、致其津液，三、掌握适宜的交接时机，四、蓄养精气，五、调和阴液，六、聚积精气，七、保持盈满，八、防止阳痿。）①

肿瘤患者在气血调理未到位的时候进行性生活，造成七损，其后果是无药可救的！此为三也。

其四，走入了针灸的盲区。

她发现腰痛的时候，忽略了自己曾经是一个患过癌症的病人，

① 关于七损八益，诸家说法不一。此处，作者引《玉房秘诀》元说，仅为参考。——编按

一旦选择不当的针灸，就会走进了一个盲区，跳入了一个无法拔足的泥坑，陷进了左右为难的田地。

肿瘤患者的腰痛采用针灸，基本上是把人体的督脉有关穴位打开，会把膀胱经上的俞穴打开，本来身体已经气血两亏，五脏六腑急需气血补充，而针灸却把督脉向五脏六腑输布阳气的门户全部打开，形成了流失，对五脏六腑造成失控。把太阳膀胱经与五脏六腑平衡阴阳气血的排泄阀（背上的各个俞穴）失控地打开，造成了人体内的气血妄动。

另外，针灸了脊椎的穴位。这些穴位存有大量的信息通道，动了它们，会给出错误指令，在患有癌症的情况下，则会造成气、血的"产量"与"质量"不能达标。那么就会不断加重体内"免疫部队"的负担，就连"后勤保障"也跟着失控了，结果只能向人体最后一个"营养物资储备仓库"调配营养物质，那就是人体骨头里的白色的"精气物质"，用来迅速地补充到急需的岗位上。如此一来，不正常的调动就给了癌细胞一个乘虚而入的大好机会，所谓的骨转移、全身转移和白细胞低下等并发疾病就是这样促成的。肿瘤患者不能随便使用不当的针灸就是这个道理。此为四也。

江女士的案例启发了后人，其中的道理值得大家深思！面对癌症要有一个正确的分析。千万要记住：一步错，百步歪；一步对，健康来。肿瘤的黑白谜团一旦让人们看清，完全是可以防治的。

4. 重度化疗的悲哀（乳腺癌转移）

要重视癌细胞的耐药爆发期，调理癌病没有捷径可走。

陈女士，身体基础不好，体质弱，经五行计算，属脾土旺，身患乳腺癌，转移到了腋窝淋巴。

　　病者于 2006 年进行了乳腺手术，做了第一个化疗以后，就像一锭元宝似的躺在床上，不思饮食，胃口大败。白细胞偏低，身体进入了低潮。

　　在朋友的介绍下，我们在医院里认识。针对陈女士的状况，我给她配了养君堂的开胃汤与胶原汤，目的在于调升胃口和提升白细胞。另外配有食疗汤方，主要是健脾胃的鱼汤和瘦肉汤。她做了 6 个化疗，之后又追加了巩固放疗，表面看来，当时的情况都是"良好的"。

　　她的胃口一开，脸色红润，精、气、神都看得见，本人也很高兴。她是一个下岗工人，治疗费用和饮汤费用都是亲戚们帮助支持的，所以我没有给出高配置的食疗营养汤，她出院 5 个月后停止了喝养君堂的营养汤液，进入了自我调理阶段。

　　2011 年 6 月的一天，我在与陈女士的闲谈中知道了她的近况，她的颈椎和坐骨都开始有了不同程度的疼痛，我知道这是过度化疗后的医源性损伤造成的，过了癌细胞的耐药期后，任凭她如何找骨科医生医治都只能是一筹莫展。因为，骨质已经完全疏松了，骨髓的功能受到了严重的损坏，已经很难逆转了。

　　我唯一能做的就是劝其不断增加营养，在此基础上，再用中草药来淋浴，希望能够减轻她的痛楚。

　　但是，陈女士不能接受癌细胞爆发的现实，只会去不断找医生治疗处理，结果是悲哀的。三个月后，陈女士的丈夫周先生，拿着一份医院检查结果，很悲伤地告诉我："妻子已经全身骨转移，颈椎钙化压迫了腿神经，导致腰腿无力，坐骨痛神经疼。"

　　陈女士是完成了大剂量的 6 个化疗之后，滞后性地损害了骨髓，并引发了全身转移。多次的化疗伤及了肾水，而肾主骨，故在一定的时间后，就会发生人体内的各种骨疼痛现象。化疗的剂量和次数假如远远超出了病者机体的承受能力，则表现为白细胞过度低下，如果再采用升白针来提升白细胞的数量，效果则会朝反方向发展！这是因为医院里的升白针是起到加强催熟骨髓的作用，试想一下，为了下一次的化疗，就打一次升白针，有的人还会多打几次，如此轮回，焉有不过度治疗之理。人体在不断打升白针的过程中最终会丧失了制造白细胞的功能，就像吃鸦片一样，依赖了外来的药物，便没有了自身的抗病功能。

对于陈女士的治疗，要掌握好恢复正常生命的活动规律，留有充足的时间来延长化疗之间的间隔期。一般来说，白细胞在没有药物干扰的情况下，能维持两星期以上的正常数据，条件成熟了，方可行化疗。以往频繁地打升白针，就潜伏着以后发生的危机。遗憾的是，她采取了弊大于利的方案。

在以后的 5 年里，她不断口服抗激素药，又伤及了肝胆。复发转移的时候，虽然大家想尽办法来补救，不断调理其胃口，继续加大营养汤量，淋浴疏通经络，重点穴位按摩，然而，一切都为时过晚了。由于她的病情拖延时间太长，以往过度的治疗导致了气血两枯，阴阳失衡，营卫之气无法维持职责，让癌细胞死灰复燃，癌细胞最终转移到了骨头，从而引起了造血功能等的严重障碍。

2012 年 3 月 18 日周先生来电话："医生说她的肝、肾已经衰竭，病危了，看来过不了这几天。"听到这里，我只能长长叹了一口气，这种结果，是癌细胞沉默滞后的耐药性爆发，身躯内的淋巴全是葡萄样式的瘤块，病入膏肓，没药可治，真的是心有余力不足。

陈女士的情况，说明了接受过阴治疗后的危险性。许多人不是死于疾病，而是死于治病的过程或者死于癌细胞滞后性的耐药爆发期（如同海啸），这一切，难道不该引起我们的深思吗？一条生命就这样无辜地结束了！应该醒悟了，切勿死于无知。

陈女士过度治疗的案例，启发大众深刻思考：现今重病用重剂量的思维是很普遍的，而肿瘤患者的重剂量是否绝对呢？小剂量的化疗药可以用吗？既然打了重剂量，那破解的办法又在哪里呢？这些问题都需要我们去深思。

这个案例还启发大众：经过手术、化疗、放疗治疗的病者，饮食上更要遵循好"损有余，益不足"的原则，选好五行食物，长期饮汤，坚持适度的运动，保证气血的基本运化，保持好心态平衡。

据了解，陈女士出院后的饮食是没有犯大错的。问题是出在肾阳气与上、中、下丹田的相互贯通乏力，阳气在冲脉、任脉、督脉留存极少，更不要说其他的脉中之气了。患癌症与八脉之气不足有着重要的关联，过度治疗又损伤八脉之气，用三、五年时间调理修复很重要。关于这方面的认知，我经历十多年，分析了无数个案，这几年才逐步认识到。

八脉之气的修复谈何容易，先要通过营养补充去产生气和血，再进行适量的运动，吸纳大自然的阳气，利用中草药浸浴，驱除寒湿滞气，同时推按穴位，调气通关入脏腑。所有这一切的工作都需要耐心、恒心和平静之心。

有一部分的患者认为用药物或保健品调理，既简单又见效快。但这些都是阶段性的，要记住的是：恶病养生是没有捷径走的，只有辨清方向，大道至简，持之以恒，生命才会延续。

5. 日本国立肿瘤株式会社都难啃的骨头（肺癌转移眼底）

饮食上要保障肾水阴阳平衡，肝胆升降有力，脾功能才能运化正常。

林太太是我在上世纪70年代工作单位上司的太太，2007年10月，林先生从别人的口里知道我曾经身患肿瘤大病，在营养饮食调理方面颇有体会。回家对他的太太一讲，林太太马上想见见我，想聆听一下我的饮食心得。

一天，我从佛山禅城专程到陈村碧桂园探望林太太。林太太数年前曾患有肺癌，以后又转移到了右眼底，切除右眼球后，继续进行了数次的放疗，以此巩固治疗效果。因为临近春节，本来春节过后要再放疗四次，但是，为了省事，林太太加快了放疗的进程，上午刚做完一次放疗，下午又做了一次，相隔的时间太短了。人体的细胞没有了复原的机会，叠加的损害已经敲响了警钟。

她在春节前把所有的放疗都完成了，然后高高兴兴地出院回家过春节。她单纯地认为加快了放疗步伐，调养一下就会好的。然而，更坏的结果是谁也想不到的。三个月后，她右眼眶外侧的骨头开始腐烂、发脓，这是眼睛旁边正常的细胞已经全部坏死的症状。这下子，林太太急了。全广东省的主要医院都去过，但是，医院已经是无能为力了。放射性的骨质损伤，是现今医学的难题。过度的放射能量把她的骨头深度损伤了，在治疗当中，她一天两次放疗的叠加，造成了严重的恶果，这是一个深刻的教训。

林太太在日本生活的儿子，急忙把有关的资料带到日本国立肿瘤株式会社咨询，但是，该社对林太太的案例觉得很难处理，答案是复原机会十分渺茫。病灶因为溃烂、流脓、恶臭，每天都在折磨着林太太的身体。由于患处恶臭，两米远的地方都能闻到，每家医院都不肯收留她，连护士和护工都不愿意照顾和换药，丈夫无可奈何地荣升为"最高级的护工"，天天伴随在她的身旁，夫妻情深，天地易容。

在国庆节期间，林太太的儿子、儿媳专程从日本回来探望她，心里只能祈求上天保佑母亲能够平安渡过难关。

《灵枢·大惑论》曰："五脏六腑之精气，皆上注于目而为之精……目者，五脏六腑之精也，营卫魂魄之所常营也，神气之所生也……目者，心之使也。"可见，眼睛是五脏六腑的窗户，这种古中医思路，值得参考。

按照五行的提示，林太太是心火旺。出现的原病灶在肺金，转移在眼部属五脏，溃烂在眼眶骨属肾水，上丹田与中丹田、下丹田无能力沟通，沉降乏力。

经验分析：饮食上要保障肾水阴阳平衡，肝胆升降有力，脾功能工作正常。于是林太太以猪肉、黄花胶以及食材组成一汤方，用鹅血及食材组成另一汤方，每天一方，轮着使用。另外，我建议林先生替妻子在佛山市中医院开了些生津膏之类的药给患者外敷，持之以恒，另外严格按照规程，搞好饮食，用最佳的营养汤液来调理林太太。可谓世上无难事，铁棒磨成针，她的右眼骨的炎症一天比一天好了。这也证明了一点，人的营卫之气调好了，九窍皆通也，古中医的思维的确是深奥无比的。

此事过后不久，林先生请我们全家到花城大酒店聚餐。他的儿子欢天喜地地说道："今年国庆的时候，我看到母亲的身体如此差劲，心都凉了，短短几个月就有卓越成效，看来，正确的饮食对身体复原是很重要的。"

2012年春节后，有朋友告诉我，看见林先生夫妻在花城大酒店饮早茶，气色很好。

6. "四边有病，中间平"，摆平锯腿风波（骨癌转肺）

陈女士，右大腿骨癌，2008年8月已做过骨切除手术，并且做了适量的放疗。由于经济上无法负担昂贵的化疗费用，所以没有再做化疗。

2010年陈女士复检说肺部有转移可能，最近手术位置剧烈疼痛，经常气闷，睡眠很差，胃口很一般。所以到医院检查，结果是手术位置复发，肺部有阴影团，怀疑是复发转移肺，建议把右腿全切除，肺部采用化疗治疗。

　　面对这件大事，夫妻俩和家人商量了几天，认为把腿锯了，那活着还有什么意义呢！另外肺转移打化疗，又要一笔钱，并且治好的成数很低。于是，他们最终决定放弃医生的建议，寻求民间方法去调治。

　　经过她婶母的介绍，2011年2月她来到了养君堂。她悲伤的眼里，闪着一团期望的泪光。她期待着我们会带来奇迹，相信民间一定有办法调治她的病痛。她是一个下岗工人，夫妻俩的感情特别好，但每月只有一点的生活补贴，儿子还小，还要供其读书。再做大手术和化疗，是没有钱的。再说，除了锯腿外，难道没有更好的办法吗？她坚信中医文化，相信自己可以用古中医的方法来恢复健康。

　　她的骨癌，类似像古时候的骨疽，发于筋骨深处，属阴症、虚症。局部胀痛、隐痛，缠绵不休、蚀筋伤骨、久不收口。因此，只有处理得法，她才可能保住大腿。

　　陈女士的身体基础体质，用五行分析：脾土旺，其余弱。病症是肺金弱、肾水弱引起，属子犯母病症，表现金寒水冷。调理的思路：必须守护肝胆和脾，温肺沉降去散寒，升补肾阳，疏解湿邪之气，长正阳之气，灭毒邪之力。参考中医"四边有病，中间平"的提示，扼守治理中丹田（脾胃）是重点，确保八脉之气运化正常。

　　在饮食调理中要遵循四季对人体的影响，特别是金秋季节要把握好，这关系到在冬季中能否加强对骨的恢复、防范病情恶变。我们配备了三个汤方给她，间隔选用，以海鱼鳃、猪皮为主，用量以每天一斤半左右，加薏米、淮山等相配，再订了一部分养君堂的营养汤来配合。

　　陈女士的营养配置还要重新考虑，幸运的是她没有做过化疗，在肉量上按正常人的2～3倍便可，而运化上要配合一些较大的食材分量，品种要不断加减，还要针对脾和心作长期的调理。

　　为提高运化质量，在整个冬季都安排中草药泡脚，立夏之后浸浴。

古中医云"肾主骨"，肾阴虚则髓空骨质失养，肾阳不足则阴寒湿邪乘虚而入，以致气滞血凝，经络阻隔，又长期营养失调，元气损伤，阴血亏耗，体质日衰，阴寒湿邪郁久化为毒热，助长了癌细胞的生长，导致肉腐筋败，朽骨暴露，故要养阴解毒为主，驱邪护阳为副，便可身体健康。

在我们的帮助下，她的身体日益恢复。两年过去了，除了腿脚行动有些不方便之外，其他的状况一切良好，所谓癌细胞转移看来还是一个谜。如今，她们一家还幸福地生活在一起。

2012 年 7 月回医院复检，除肺部有少许的阴影外，其余报告都正常。主诊医生连说奇迹，值得恭喜，还把报告传递给治疗小组的各成员，给了大家一个不小的惊喜。

2013 年 5 月份的一天，陈女士夫妻俩又拿着刚从医院取来的检验报告喜不急待地给我们审阅，所谓肺转移的说法已经取消了，其余的血检报告很正常。病者三年多来提在心中的顽石终于放下了，脸上出现了久违的笑容，我们也替她高兴。

7. 全胃切除，塞翁失马的梁女士（喉癌转胃）

梁女士，广州人，66 岁，2009 年患了喉癌，手术过后，只能依靠一个简易的发声器，通过外喉咙下的一个小洞来说话，日子是很难熬的。然而，该女士却有着相当惊人的意志，视疾病如常。与人交往时，依然谈笑风生。

由于饮食上有很大的障碍，她的气血一直没有得到好的调理，2011 年间，梁女士又患上了胃癌，于是又做了全胃切除的大手术。但是，幸运的是，由于她的体质实在衰弱，所以她只做了一个化疗，还是安全的低剂量点滴，然而，这样的治疗对她来说也是很大的伤害，整个人就像散了架似的难受，好不容易熬到了出院。

她因为停止了后续的化疗，故可以减轻对脾的损伤，这对她以后的调理是有很大帮助的。至于如何调整她身体的消化系统，连医生都觉得无法提供合适的意见。

2011 年 4 月的一天，她通过好友的介绍，抱着一丝的希望，辗转找到了养君堂。希望我们能够用饮食来调理她的身体。

梁女士的五行是心火旺和脾土旺，火旺克肺金，令肺功能受损，下降失调，故上焦多出问题。咽喉为肺之入口，而肺为五脏之华盖，其卦为乾，其恶寒，肺苦气上逆，肾元气乏力，造成肾阳、肾阴衰弱失衡。下丹田阳气不足，无法滋润咽喉，长年红肿不适，导致喉癌。

她的病灶转移到胃区的原因是脾土过硬，克制了肾水调节，故肾元气乏力，无法支持脾功能正常运化，造成脾休眠，累及胃部失控，癌细胞就会在胃里建立起"根据地"。根据对梁女士病情的分析，养君堂开出了几个食疗方子，对她通腑导滞，补虚固本，重分清浊，调理升降，疏肝运脾，和瘀利胆，故诸象趋平，调理而安。

一年来，梁女士的身体越来越好，虽然人的体重没有增加，但能吃能睡能拉。九窍皆通，虽说小肠代替了胃的位置，但各器官还能运转正常，实属一个奇迹。当然，在饮食方面，她必须要以营养汤液为主，方能保证脾运正常。

梁女士的身体状况也要通过数个调理阶段才能够调整到位，一步也不能做错。在今后的日子里，她还有很多的养生工作要作，在气血到位的条件下，还要进行穴位按摩，要按季节泡浴和泡脚。相信在不久的将来，她的精神面貌会焕然一新，令身边的人刮目相看。

2013 年 4 月，梁女士很精神地走进了养君堂，她爽朗的谈话令大家心情开朗，也共同祝贺她能早日恢复健康。

8. 外因造成的误区（肺癌）

2010 年，南海盐步有一名肺癌男患者，61 岁。家属得知结果后，心急如焚，老婆和两个女儿马上强迫病人戒烟，她们没有理会患者的心情好坏，也不管父亲的心理发生了多大的变化，当时，连口汤都没喝就拉他进了医院去接受治疗。

接下来，病患者在不明自身体质的状况下就按照规范接受了一个化疗。打完化疗后，患者更是不吃不喝，换句话来说，患者的脾胃彻底败了。

患者的气机逆反了，这是被吓坏的，没人注意他的变异行为，也没很好地开导他。退一步来说，这个病也不会短时间有生命危险，家属不应该让患者在吓破胆的心态下强硬地拉他去治疗，而应该用善意的语言开导他，或者安排心理医生去化解之。如此一来，搞到他不吃不喝的时候，我的确被难住了，一点办法都没有。

难以理解的是他的主治大夫还打电话催他去打第二个化疗，并对家属说："癌细胞太厉害了，要马上再打化疗，以后会改善的。"这真是令人摸不着头脑，请问一下，不能吃不能喝，反而打个化疗能改善身体，这是哪本天书上说的？或者是我们的"知识"水平不够，听不懂里面的玄机。

他病发还不够一个月，最后的结果不是被癌弄死的，而是被吓死、饿死的。这些吓破胆的个案我碰到不少，最快的 7 天就走了，最长的在做第二个化疗时就走了，想了很多方法都无效。

细心地分析一下：癌症上身就是气血不足，或气血堵塞形成的，不吃不喝，哪有什么物质，用来生成气血呢？特别是气败了，脾气败了，还能做什么呢？患者还同时存有心血不足，心包津液缺失，引起气短、血弱，这种症状最怕的是恐慌。

化疗，等于是用利器（至阴之物）来攻打肺金，最怕寒的肺自然承受不了，叠加的损伤反克心胆，累及脾胃，肝、肾、心、脾将会同时大败。这一点，大家是要小心的。

9. 大灰狼和小白兔（乳腺癌）

肿瘤病人的存活都是在一线之差，聪明者活，愚昧者亡。

有个女患者，年方 33 岁，身患乳腺浸润性导管中分化腺癌，经过了手术和五次的化疗后，身体已极度虚弱，她自己感觉已经不能再打化疗了。

该肿瘤患者的治疗超出了自身机体的承受能力，已经无法适应化疗，然而她碰到的医生比较死板，还振振有词地对这个已经化疗了五次的乳腺癌患者说："你假如不做第六个化疗，那么，前面五次化疗都将会无效的，你将前功尽弃，自己好好想通吧！"为了效益，医生不管患者的死活，还不断地加压，如此的德行，实在是不可取。违反了"有度治疗"的原则，就会造成医患之间的麻烦。

如果不按照病人身体的实际状况来决定医疗方案，对精神将要崩溃的人缺乏深刻的认识，对一些不确定的因素没有深入去研究，对人的整体气血亏损状况置之不顾，那就会造成很大的麻烦，甚至危及生命。殊不知，当人的肝胆、胰、心气血亏空的时候，再继续打化疗是会落下严重后果的。

患者的免疫系统已经开始崩溃了，白细胞严重低下，但接下来就是执意要打"升白针"、输血、吊死蛋白的营养针，对快要枯萎的菜苗培点土就以为能够活过来，还做第六次的化疗。后果如何，大家都能够想象出来的。

我经过了五次的化疗，虽然是康复了，但是体能只能保持正常人的60%～70%，而且很容易疲劳，中午还要休息1小时，才有精神。也就是精、气、神都弱了，无法满足一天的正常活动需要。

五次化疗都是使用同一种的药，何谓是无效的化疗？"做够六次才有效"的说法道理何在？六次化疗对"浸润性"癌真有效果吗？

说到这里，我联想起上世纪70年代，我曾三次上北江大堤，一次是加固大堤，两次是防洪守护，巡堤的时候重点就是检查大堤的浸润性渗漏，看渗出的水是清的还是浊的，流速快的还是慢的，重点位置还设置专人看护，挖沟渠排渗漏。记得当时的水利专家说，浸润性是很难处理的，大堤的黏土成份多，包容范围大，渗漏就会少些。如果那段大堤的沙质多或压强大，就会产生渗漏大的现象，危害性极大。因此，每年的秋冬水利会战任务之一就是实施钻孔，用高压灌注黏土泥浆作为反渗漏处理的方法。

大堤防洪，因为堤外水位高，压力大，大堤超负荷的基本表现是浸润性渗漏，处理办法之一就是挖沟渠排渗漏。

从防洪的实践或许可以得到一些启发，对乳腺浸润性导管癌的治疗，化疗和手术都是针对病果的，病因并没有处理好，那么，对其病因最有效的处理办法是否就是用适量的草药来浸浴排毒呢？

患者的病因是经络不畅，气血亏空失控。那么，是否应该做好保障经络畅通，减轻经络内压力的工作呢？首先是要迅速补足气血，犹如排瘀去污、重修沟渠和灌注泥浆，对浸润性的损害进行疏导管制。

假如对这个病人适当打1～3个化疗，对癌细胞进行有效的杀灭，那么，效果是否会更好呢？我们展望有医德的白衣天使能够给患者快乐和幸福。

其实，肿瘤病人的存活都是在一线之差，聪明者活，愚昧者亡。患者遇上医术、医德上品的医生是一种缘分，运气不好，碰上医德差的也是一种惨遇。患者对这类医者说的话就应该好好地掂量掂量，不然，你就会大祸临头。

10. 调治血管瘤（血管瘤）

对癌要多换几个角度去看待，有的放矢地接受现今的"规范治疗"。

为了探讨癌症的秘密，为了防止恶性肿瘤的发生，我与一批养生爱好者组成了一个"健康养生沙龙"，每星期都聚一次，探讨饮食养生，交流心得体会，至今已经有 10 年之久。在聚会当中，我也帮助了很多的病者，用养生汤液挽回了一些人的健康。

2011 年中秋节前，沙龙好友梁主任提出一件事，希望我能给出一些意见。两星期前，他的妹夫在城门头下沉广场踩单车，不小心摔倒，伤了腰骨，并住院治疗检查，又意外地发现了右腹部靠近肝区处的大静脉边上有一个核桃大的血管瘤。如果这个肿瘤爆裂，将危及病人的生命，假如用手术来切除，风险很大，他需要转到广州的医院进行继续治疗。

梁主任问用食疗的方法来调理能否有帮助？应该选用何种饮食配方？

病者现年 60 岁出头，人体必须要迅速调补胶原蛋白。硬蛋白对病者的病有很大的帮助，原因有三：

一、对伤及腰骨的患者，必须用硬蛋白胶原来修复。当元气恢复起来后，大约在 40 ~ 50 天左右就可以下床，比起普通饮食效果来得快，而普通的对应治疗需要卧床 3 个月才能下地活动。

二、出现血管瘤是身体内的胶原纤维缺乏，气血运行失常累积引起。

三、假如马上用手术来切除病灶，则由于体内缺乏胶原蛋白，增加了手术的风险，预后效果将会不理想。

我是这样考虑食疗方案的，该人于中秋节前出生，五行是肺金旺，必须"损有余、益不足"，用山楂配肉营养量约1.2斤，药材和肉的品种适量，补肾占50%、调肝占30%、养心火占20%的组方，用的是养君堂独特的煲汤工艺。

在第二个星期聚会的时候，梁主任根据病者的情况又提出了两个问题：

1. 最近患者胃口不好，有消化不良的感觉。

2. 跌打要少食酸，而山楂的口味是酸味，两者有没有冲突？

我的回答是：胃口不好，可另煲四豆粥来调理。山楂虽然是属酸味，但在汤里所占的分量是二十五分之一，影响不会很大，中和其他的药材搭配后的副作用还会更低。根据对病症和养生五行的分析，山楂符合其本人使用条件，所使用的山楂除了改善本身的血管内壁压力和清除血管脂肪外，还有软化血管的作用，再配上肉类和煲汤料，补充胶原、补肾强骨，养肝排毒、养血健脾，宣清导浊，化滞和中，方能促使血压稳定，诸象趋平。调养腰骨又能给血管瘤降压，这都符合天地之道，应该没有冲突。

2012年3月我通过梁主任了解到，患者的腰部已经好多了，一个多月就可以下床去厕所，血管瘤的区间感觉无痛，人的精神状况很好。气血经过调养后，上了阳气，补了阴气，免疫力一经改善，毛病就逐渐祛除了。这是人体的自愈能力，它符合了天地之道，于是，百邪可祛！经过此事以后，患者现在彻底相信了饮食调养同样可以用来恢复健康！

"养生健康沙龙"探讨的各类养生问题随着时间的推移，越来越有品位。每位沙龙成员一到星期日，如无大事缠身，便会在第一时间到达自己的座位。养生的思维已经融入了他们的灵魂，大家都确信一点，实行"损有余，益不足"的理念，用中华民族的食疗方法去养命延寿是相当必要的。过去缺失的功课要马上补回来，造福家庭，造福人类，和谐大众，方能在天地间立足，得道者多助。

以上诸多真实的例子，有些的确会令你感到心寒，但是，关键是你对癌病要有一个正确的认识。癌，是西医对恶性肿瘤的定义，许多人一旦患上了癌就手足无措、元神飘离。但是，只要我们对癌多换几个角度去看待，就会发现它也并不是那么可怕。癌是一种慢性病，只要你多思、多看、多听、多做，自学一些中医的基本理论，有的放矢地接受现今的"规范治疗"，或者另辟蹊径兼用东方的中草药去调治，那么，健康也会很快就回到你的身旁，一家人团聚的日子还长着呢！千万不要自暴自弃。心灵的支柱不能倒，人的精、气、神不能丢。在以下的几个章节里我将详述对现行医治肿瘤的另类看法，以供大家参考和交流。

第七章　用新的思维去看待癌症

第一节　更新治癌思维

癌症并不可怕，怕的是你的心态先溃败了。

观察当今的肿瘤病患者的治疗和调理以及自身的治疗体会，我总结了许多值得大家重视的经验。树后人之戒尺，立今人之律条，知己知彼，方能百病百胜。要重复的是：癌症并不可怕，怕的是你的心态先溃败了。所以要多换几个角度来看待癌症，你就会发现很多真谛，如同拨开云雾，看到晴天。

身患恶性肿瘤后如何去接受医院的治疗，成为当今患者首要考虑的问题，我也会对现今癌症的过度治疗做些反思和探讨。

前几章里，我把痊愈的过程和体会写出来的目的就是为了更多人能长久健康。过去我走错的路不希望有人再走错，提早反思一些"过阴"治疗的过失、不断总结好经验是我的初衷。

接下来，请读者要留意以下 9 个相当重要的问题。望读者时刻提醒自己，小心地跨出治病步伐，对每一步都要反复推敲、验证，不能走错半步！

1. 一旦患上癌症，如何让自己保持清醒的头脑？

2. 如何用最佳的营养调节阴阳，防止日后病灶复发？

3. 如何选择化疗药物和药量来减少化疗的毒副作用？

4. 西医的放化疗是否就是治疗癌症的唯一途径？

5. 癌症究竟是急性病还是慢性病？

6. 如何能学会用"阳"的思维去运动和生活？

7. 对肿瘤的检验指标具体有哪些项目？

8. 你是否忽略或轻视了自身的抗病免疫自愈能力？

9. 东方的治癌理念和调理手段真的有效果吗？

从我患病、复发转移，至今已经有 18 年了。回想起住院治疗的每个情景，历历在目，终生难忘。

我愈后康复的过程是十分艰辛的。这是因为一个人经过了大能量的放疗、手术和大剂量的化疗后，如何进行康复，是没有什么可参照的病例来类比的，也就是完全没有了可比性。通过与病友不断的交流，我清楚地知道，每个人的体质、患病的部位、病症的轻重、年龄和性别都不会相同的。患癌的治疗是一种个性化的治疗，每个人都不会一样的。出院后，我都是独自一人孤独无助地守望着癌症的金字塔，希望能够寻找出抗癌的答案。

守望癌症金字塔的 18 年，我亲眼目睹和聆听了来自海内外特别是珠江三角洲周边数千个病友在治癌道路上的经历，仿佛冥冥中有一股阴阳之气支撑着我的思路，提醒我去认真反思。

根据我的统计，癌病患者在治癌的道路上大致可以分为三大类人：

第一类占据的比例较大，选择的是到医院接受治疗。这里有两个原因：第一个是要解决报销的问题，他们只能依靠社保来支持治病。特别是打工一族和农民兄弟，一旦患上了癌症，这是唯一的通道。第二个原因就是十分相信当今的西医，相信医院先进的高科技设备和进口的药物，这类人绝对相信现在的医学硕士或博士生是有水平的。

第二类人占的比例比第一类少，这个人群由于对中医情有独钟，便专门选择中医来治疗癌病。这部分人基本都是上了年纪的人，由于体质较弱，脏腑衰退，只能选择用中医的方法来治疗。力求保障自身的圆运动升降，确保不断提升经脉气血，令人体的圆运动有序运行，并用适当的中药调理，也往往取得较好的结果。

第三类人占很少一部分，他们会选择民间土医生，其原因可能有三个：一是以前曾有亲人患过癌病，或许也曾亲身体会过医院的癌症治疗人财两空的教训。其二是对医院治癌方法没有信心，加上医疗费用昂贵，认为没有医患缘分，反而认同了民间医生，沟通病情十分方便，相信以后将会产生奇迹的。其三，经过医院医疗后，大多数患者的身体已经被"打得七零八落"，其体质已经不能再承受放化疗，最后才选择保守的民间治疗。

癌症患者进医院治疗，是主流的方向，是大部分民心所向。然而，为什么出院后的患者在五到六年间的生存率只有十分之一左右呢？可能比率还会更低，其原因何在？问题究竟出在哪里？

联想一下现行医院治疗癌症，都是用"规范"来治疗的。比如说规定要用多少个化疗，治疗用量要多少。从表面看来，手术、放疗、化疗是其必要的过程。但是，若从更深一层来考虑这种静态式的医案，就会发现有很多不合理之处。这是因为每一个人身体的阴阳平衡都不会是相同的，对病者应该用动态的思维去把握好个体化治疗的度，在关乎大众生命的时候应该更加小心区分，谨慎对待。每个人的饮食习惯都不会相同，更何况是治疗恶病呢？

虽说是西医救了自己，但是，像我这样经过三板斧治疗的人，活命率基本上是趋向于零的。

现行的治疗规定了一个时间表，大部分化疗的时间间隔是21天，三周的时间根本没有留出充足的空间给病人来恢复身体的元气，特别是癌症晚期患者。于是，大剂量的化疗药的毒副作用带走了人的精、气、神。试想一下，这种治疗的标准规范落在东方人的体质上能否行得通呢？

西方人是喝着牛奶，割着牛扒长大的；而东方人是节衣缩食，吃着咸菜咸鱼，嚼着馒头、米饭长大的，彼此的生活方式都不一样，根本不是一个级别的比赛。因此，用同样的化疗方法，东方人能够承受吗？更何况很多西方人都开始把目光投向了东方的中医，难道我们不应该重视吗？地域不同的人所接受的化学治疗是要灵活处理的，这是一个基本的道理，而不是通过"称重和量高"来对化疗药定量的。

近期，我在报纸上看到一篇报道：一个国家级的医疗权威，对一个结肠癌转肝患者的治疗提出要进行"六次"的化疗，还说可用一种"高效能"的化疗药，并言之凿凿地认为这样才能确保病人"痊愈"。

我们想想，结肠癌转肝，需要多久的时间才能成病呢？这个患者的体质目前处于一个什么状况呢？西医对结肠细分为升结肠、横结肠和降结肠，也就是说肺与结肠相表里，而肺金又受到心火的制约，如果心脉乏力或损伤，将同时影响到结肠的运化；再者，心与小肠又是表里关系，心肺与整个下焦的运化是很密切的。肺金下降乏力，则脾土运化不好，瘀毒就常年沉积于大肠，所谓的结肠癌就出来了。另外，由于肺金乏力难以克制肝木，同时，心脉和胆乏力也导致结肠不能运化，令肝胆也容易受此牵连而发病。再深一层去想想，心脉和胆同属于奇恒六腑之列，一旦过度治疗就将无法扳回健康。因此，守护好奇恒六腑和不断升提心脉和胆的阳气是首要的工作，况且，这个病情与"胰腺"还有重要的关联。试想一下，这个患者的数个脏腑都已经病了，此时此刻，他的气血水平会处在什么状态下呢？他能否再来承受未来的六个化疗呢？生存率究竟还有多少呢？在一切都处在未明了的情况下，这位"权威者"又怎能下这种"轻率"的结论呀？实在令人很费解！

过低生存率的背后，是现今各显神通的"市场经济"的展现，失去了"道与度"的行为影响着相当一部分人的思维，令其无法依"道"冷静反思。也难怪很多病友都深深地感叹道："治病救命的宗旨在现今的医院里还存有多少？那个吸附着经济利益的局面能否加快消融？中医文化理论被遗忘的日子何时才能够结束呢？"

最悲哀的是病者背上"绝症"的神主牌后，往往无法看清今后的出路在何方。化疗的毒副作用也令许多人止步于化疗之前。为此，只有进一步加强养生才能够踏上健康康复之路。

当你不幸患上了癌病，也无须过度紧张，首先要很好地反思自己日常的生活习惯，是否严重违背大自然的规律。要在第一时间把坏习惯扭转过来，要准时吃、喝、睡、拉，这是不可忽视的任务。

我经过十多年的观察、反思，有个经验要反复和大家分享，这就是要调好心态。调心是应对癌症这类恶病的重要一环，有50%以上的患者是完全输在心态上的。调心就是增加自强、自爱、自信、自愈的决心，遇到任何困难都要积极应对，这是没有人可以代劳的工作。由于抗癌的道路是漫长艰辛的，所以说，你用的药物只能帮助你控制病情，而真正能够解除病魔只有靠你自己的念力；倘若没有良好的心态，是走不出六年康复期的。所以，调心才是调理的最高境界。心定了，规律就不会乱，神就不会偏，志就不会丢，魂就不会走。这个时间段里要看各人的身体实际状况和定力来计算，一般要有一到三个星期的准备，有的时间可能会更长。具体的问题要具体分析，届时就要把握好生活的方向，理性必须胜于感性。

当疑似癌症的有关资料出来之后，应该另找专业水平高的肿瘤医院去核对，落实是否真正出现了恶性肿瘤，避免医疗上的人为误诊！

在确诊的过程中，有的人甚至还会跑去香港或国外核实清楚。但对于一般的患者来说，在得知患了癌症以后，一定要镇静分析，不要乱了分寸。旁人的劝解只能作为参考，不要意气用事。你要清楚地知道，自己不知不觉已经处在了人生的一个重要的三岔路口上，万不能步入歧途。很多人会六神无主，几天内，体重就会减轻数斤，胃口逐日下降，心神不宁。要注意的是，在这种情况下最容易病急乱求医，或者出现疯狂地乱用各类药物等失常的情况。

如何治疗自己的恶病，必须要冷静深思，沉着应对，不断寻求稳妥的路子。要仔细分析自身的病情、体质、年龄、经济条件和医疗条件，综合地选择符合自己的方法，并且在用药上尽量小心，处处留有安全系数去应对治疗。癌症是慢性病，不会一下子就令你亡命，要相信民间也会有很多安全的法子来帮助你的，就算你已经身在医院的病床上，也要有正确的思维去应对各种未知的动向。

要清楚地知道，对肿瘤患者现时很多的治疗都是比较死板的，带有框框的，极其缺少个性的灵活治疗方案。

在准备接受治疗前，最好用一至三周的时间来调整身体和心态，补充符合自身需要的营养，调节好胃口，让身体有一个治疗前的基础准备。

手术和治疗前自身营养的及时补充，会影响你的病情是否能够顺利地向好的方向发展。正所谓"磨刀不误砍柴工"，其中的道理大家都会明白的。

西医对癌症患者接受放化疗之前，都会让专业的营养师检查个人的营养指标处于何等水平，缺什么就补什么。每个人适用的营养液都是不相同的，医生会对你进行营养补充的评估，令其符合参考指标值后才会进行后续的治疗。

我们或许能够这样想一下：一旦患了癌症，应该首先衡量自己的气血能量（正气的高低）能否接受手术，自己的营养水平是否可以马上接受放化疗。要特别提醒的是：癌症是慢性病，不会马上夺去你的生命，而是由于患者的心气血不足、情志崩溃，形成心慌意乱，产生恐惧、惊心、失眠，才会影响本身的思维和行为，从而加重了病情。假如贸然马上住院加入治疗的队伍，这是一种比较冒失的做法，这往往也是引起生存率低的原因之一。

谈到营养补充，就应该用适合东方的自然食物按季节来进行营养补充，而不应该随便乱用各种的营养品和不恰当的药物来调理自己。这就涉及东方古时候的汤液营养了。汉代的《汤液经论》就论述了很正确的观点。可惜的是，在以后的各个朝代里逐渐被人们以经方代替了味道学，失去了古中医文化应有的面貌。

现今，为了解决恶性肿瘤的疑难问题，应该让人们清楚如何用普通的食疗法来调理自己。我们应该敬畏中医文化的理念，运用营养汤液理论，付之于行动，迅速摆脱癌症。

经过我的统计，能够在治疗前做好充足营养补充的病者不多，而恰恰就是这些人，有了很好的准备，在治疗的过程中，其各项指标都会比较稳定，医源性损伤较少，治愈后的生活质素会比较好。经过个人的艰苦努力，通过正确的饮食、运动等调理，六年后的康复者还是有的。

在进入化疗阶段的时候，对于某些癌症，医院都会按照以往的惯例打四至六次的化疗，并且按照你的体重和高度，再公式化地对应确认你所需化疗药的药量，这种操作方式的确存在着很多值得反思的问题。

人类是在大自然中逐渐进化而来的，不能简单地按照体重和身高来定局，同样体重身高的人都会有不同的阴阳体质，虚实不同、寒热不同、表里不同、气血不同，若统统都按照体重身高对应来打化疗，忽略了影响体质的其他因素，特别是没有从整体来考虑人体这个复杂系统，背离了中医文化的"道"，这也就是癌症患者痊愈率低下的最重要原因之一。

几十多年前传进中华的化疗方法在西方已经得到更新和改良了，然而，今天我们继续呆板地沿用，这是东西方信息交流不对称所造成的。值得庆贺的是，广州市里有个别的医院已经跑在了前头，如中山大学附属肿瘤医院、广州医学院附属肿瘤医院许多具有医德的医生们都反省到了化疗的危险性，而逐渐减少了化疗次数，降低了剂量，再配用养生调理，用这种以患者为本的思维来适应不同人群的治疗，取得了较好的治疗结果。这是癌症患者及其家属拍手欢迎的善举！

人患了癌症，治疗的方法有西医疗法，也有中医疗法。经过临床的统计，中医治疗法在治疗东方人方面较其他方法相对安全可靠。但是，从民国起中医就逐渐被冷冻在一个角落，很多优良的民间治疗恶病的办法被世人抛弃了，民众已经适应了西医的"快速治疗"法，只要结果，不求病因。现在很多人又翻过来发现中医的路子是十分可靠安全的，关键是人们如何把握好医治调养的方法。所以，不论你用西医或者用中医，最基本的一点是要先护托好自己的肝、肾、脾、胃以后，才去接受各种的治疗，这或许会更明智一点。

古中医论病，通常都把四个条件放在首位：其一，是天道地理（包括人的生辰八字）；其二，是五运六气；其三，是四季和二十四节气；其四，观其生活的地域、地势和海拔高度。

重复要说的是，人患肿瘤是阴阳失衡严重的结果，因此，要想彻底治好癌症，除了要认真考虑以上的四个条件外，还要根据各脏腑的八卦方位去大自然中寻找对应的中草药来治病。首要的一条哲理就是要顺应大自然的客观规律，绝对不能违背，大自然的生化作用是不能替代的。人可以创造，但必须和谐于大自然，否则，天就会惩罚你。试问一个昼静夜动的人群，有哪个不是早早离世，或疾病缠身？这就是养生的法则，大自然的法则。违道者亡就是这个道理。大至宇宙、国家，小至人体、昆虫，都要遵循这个自然法则。有人言之，人体就像一个小宇宙，其语不假，道理之深，切勿忽视。

第二节　治疗前营养汤液调理的重要性

前面已经强调了肿瘤病人的营养补充问题，要知道，化疗不是一般的治疗，这是对人体极限的治疗，成败也往往在此一举。

接受化疗，如同参加一场战争，把自己的身体投入放化疗中，就像参加一场重大的战役，各方面的工作必须要准备好。有些人或者会认为，化疗后再补充营养也是一样的，有这样的想法就很值得商讨了。这是因为战斗过后的身体已经元气大伤，再补充给养，弊大于利。缺乏后勤保障和武器弹药的部队马上去投入战斗，变成不是同一级别的战斗，会造成伤亡大增，甚至可能全军覆没。在治疗中会引起白细胞、红细胞等指标低下，严重的还会助长中性粒细胞等肆意乱长。在没有营养补充就立即接受化疗的人群中，很多人在病后的五年里，癌症病灶陆续复发，到头来也是人财两空。

营养是逆转驱赶郁结、寒、湿、冷、滞、悲的动力来源，人体就像一间有九个窗户的密封房子，如果里面堆满无用的家具、垃圾，那么，就必须动用人力、工具，还要使用电动设备来帮助我们清理杂物。

有的人舍不得在饮食调理方面用钱，这是错误的。俗话说"欲想马儿跑得快，又想马儿不吃草"，这绝对是不可能的。人得了大病，既要治病，又要驱走引起疾病的垃圾，还要保护未损伤的器官，那么应该怎样做？做好这一切是否都离不开营养呢？

人的气血需要各类的营养补充才能被制造出来。气血不足，疾病乱舞。不少人以为有病就去医院找医生，用药医病就可以了。这样的想法，就如我当初入院时的想法一样错误。不可否认，药能

控制病情的发展，但是，却不能保证病情不会持续发生。试想一
下，常年服用西药和中药的人都是些面黄肌瘦、胃口不开之人。他
们忽视了最基本的营养补充，以为有三餐落肚就可以了，哪里知
道，在治疗期间受到药物副作用的影响，可能连三餐都无法按时
落肚。此时，营养补充又要打折扣了。很多人缺乏营养思维和
"金、木、水、火、土"的食品概念，也有的人急来抱佛脚，到头
来也会人财两空。

小病可用小药医治，而恶性肿瘤是恶病，必须要用"重药"
来消邪。因为它是你历年来严重缺乏气血的最终结果，也是你长
年违反了大自然规律的汇聚，同时也反映出身体某些器官的病灶
出现了异变。另外，你的五脏六腑、十二经络、上中下三丹田、奇
经八脉都出了问题，受到了不同程度的损伤。由于经络的堵塞、升
降的失调，局部气血不运行，恶血肿而留之，这就是肿瘤大病的缘
由。

癌症的种类很多，但都是恶病，大都是毒邪伤正气过甚，这些
都不能用简单的药物来打通和修复，而应该进行综合的处理。在
用恰当的"重药"攻邪的同时，还要注意如何让毒邪出走，要注
意的原则是：恶病在治疗过程中切不可使用过量的大补药来补气
补虚，中医补法是不能滥用的。如"人参汤"、"灵芝虫草汤"等
进补汤液均不适合。人体需要的是能推动"五行"的活蛋白营养
汤，以利气血的生成。这样才能处理好人体的基础建设，修复好缺
损的大堤。

第三节 探讨化疗药物、剂量和次数

每个人对同种的化疗药都会有不同的病理反应，积极的治疗
不等于多做几次化疗，要给自己留有充分的空间调养，这是至关

重要的。

目前临床上使用的抗肿瘤化学治疗药物均有不同程度的毒副作用，有些严重的毒副反应往往出现在数年之后。它们在杀伤肿瘤细胞的同时，又杀伤了正常组织的细胞，尤其是杀伤了人体中生长发育旺盛的红细胞、白细胞和淋巴组织细胞等。而这些细胞与组织是人体重要的免疫防御系统。破坏了人体的免疫系统，癌细胞的余孽就可能迅速发展，造成严重后果。因此，在必须化疗的时候，如何选择化疗药物就成了首要的问题。

一般来说，化疗药是靠你的主治医生来定的。然而，肿瘤的治疗却是一门相当专业的学科。由于每年癌症患者的不断增加，造成许多缺乏临床经验的医院都纷纷"设立"肿瘤治疗部门。他们都是按葫芦画瓢，究竟有多大的把握也说不准。在一些特别的个案中，这种缺陷就会表现得更加明显。也就是说，他们所制定的药物和药量都要好好掂量，患者要自己把好治疗过程的每一关。如果完全把身体交给一些医术差的医院或医生就会出现很多不必要的麻烦，这些麻烦事，可能会影响你终身的健康。那么，你是否应该及时掌握一些有关的医学知识和应对方法呢？

现时的化疗药物，真正由世界卫生组织推荐认可的药物只有很少的一部分，特别是一些所谓的进口化疗药物和靶向药，有相当一部分的药物对人体的健康会有极大的危害和副作用。还有相当大一部分进口药，是世界卫生组织还没有推荐使用的化疗药物。

所以，选择化疗药物的宗旨是既要经济又要安全。倘若忽视了用药的安全，日后可能会不断给你带来麻烦。所使用的化疗药物至少要有15年以上的临床使用史，慎之又慎是你生命延续的可靠保证。

在签名之前，医生和患者都要做到统一认可。在化疗的时候，也应该使用人体所能接受的最低量的化疗药量。据我的了解，化疗的药物大概分为六大类，烷化剂、抗代谢药（替加氟、5FU等）、抗肿瘤抗生素、抗肿瘤动植物成分药、抗肿瘤激素类和杂类（包括卡铂、顺铂等），每个人对同种的化疗药都会有不同的病理反映，这是患者不能疏忽的大问题。

患者使用的药量，建议选择自身能够承受的最低的剂量，万不能在首次就使用大剂量的化疗药，否则，麻烦就会缠身。年纪上了60岁的老人，最好用最保守的方法治疗，别让一次的化疗就令你提前上路了。体弱多病的人也是如此，特别是阳虚体质的人群更要注意。

癌症招上身不会在十天半月的时间内发生，它源于历年来身体的问题，可能是十年八年的事，甚至更长。由于长期缺乏对身体的保养，令体质发生了质的变化，这样，你更应该小心地选择低剂量的药量，把握住自己身体的临界点，多留一点余地以防止后期的复发方为上策。

还有一个最重要问题是你的治病过程要接受多少次化疗。决定这个问题的因素很多，如身患何种癌症、体质如何、处于哪一个季节、自身的五行如何、以往的病史、是否原病灶复发、身处哪间医院治疗、主治医生的水平如何等等，这些将会推导出你应该做化疗的次数。各方面的信息足够的话，你就能把握好化疗的正确次数，以后的生存率就会提高。

起初的放化疗是能够迅速缩小肿瘤尺寸的，但后续同样的治疗将效果不大，因此，如何掌握好放化疗的尺"度"是相当重要的。一旦过度，将损害健康的人体细胞，免疫系统也会遭到叠加破坏，癌细胞反而会产生异变。

离去病友的经验告诉我们：做好身体的调整，提高自身的自愈能力，化疗次数争取越少越好，最好减少至三分之一。失去生命的教训令我们不得不好好地想清楚这一切！

过多密集的化疗可能会在最短的时间内把你打垮，难怪肿瘤医院的护士常说："肿瘤患者在放化疗后都会变形的！"在现实中的确如此。在可能的情形下尽量少做点化疗，这对自身以后的康复是有很大帮助的。要理性分析一些肤浅的不负责任的意见，因为生命是你自己的，是你的家庭的。积极的治疗不等于多做几次化疗，而是如何发挥、调动身体的抗病免疫自愈能力去配合治疗，力争减少化疗次数，减低剂量，提高生存康复的条件。

化疗的间隔期按常规是 21 天，是数字 7 的 3 倍。对这个所谓的间隔期我有以下一些不同的看法供参考：

一、化疗的次数和癌细胞被歼灭的数量不是正比例的关系，而人体健康细胞被同时消灭的数量和化疗的次数却是成正比例关系的。换句话说，间隔短的化疗和过重的剂量容易摧毁一个人的生命！

二、按照天人地的时空规律，每一次的化疗间隔期应该是递增的，常数是"7"，其刚健系数应该为"3、5、7、9"，也就是 21 天、35 天、49 天和 63 天。在每个间隔期内有不少工作要持之以恒地做，如加强营养、用草药浴排毒、进一步调整心态、每天进行恰当的有氧运动等。各种工作做好了，人的奇经八脉就能在最短的时段内初步得到恢复畅通，阴阳之气就能逐渐平衡于体内，癌细胞就可以得到一定的控制。现今，西方医学界经过许多年的实证，也得出了对癌症治疗只能用二到四个化疗，超过了这个极限，人体将不能复原。而我们提出的四个刚健系数是用易经推论出来的，它也十分吻合西医的临界论证。人生活在大自然中，就要遵守"道"（大自然的规律），也必须符合天人地三才的理论才能活在世上，任何对人体疾病的治疗都不能超出"某个临界点"，一旦违反了天理，人就不能存在于这个世界上，这是一条很自然的规律。

理论的化疗间隔天数，在许可的情形下，倘若能相隔的时间长些，尽量减少次数和剂量，效果将会更好，人体的自我调节恢复期就可以缩短。

三、每个人的年龄体质如何，营养补充数量多少，心理的素质高低等是否也影响着化疗的次数和间隔期呢？

如果你接受了超出自身极限的不对称治疗，将来你的活命机会往往等于零，你也可能会家破人亡。这是我们接触了上千个案例，为了履行离去的病友临终的要求，才敢说出来的话。这不是吓人的话语，是血和泪的凄凄诉说，是千真万确的肺腑之言。

• 例如有一个案例，"肺癌"病患者阿勇，2011 年刚满 37 岁，身高一米六五，体重 69 公斤。他是一个银行职员，多年来都工作在一个如同大的"冷气柜"的环境里，因为他是阳虚的体质，故容易受风寒的影响，尤其是肺脏，过寒的工作环境令他肺积寒痰，血凝成积。但从表象看来，他身体却很壮实，红光满脸，声如洪钟，病发起因是胸闷，频发咳嗽，但无痰。

2011 年初住院通过 X 光的检查，发现肺区有 4×4 的阴影存在。

2011 年 2 月 15 号，经检查，取右上肺碎组织确认有大量变性坏死物。

为了进一步确诊，病者到广州某医院取样反复检查，被认为是"野生癌变"，该词语我们不懂。

2011 年 3 月 24 号，他住院做了右上肺叶切除手术；术后见 8 cm×6 cm×5 cm的肿物，确认为肺多形性癌。

接下来的几个月里就是频繁的 6 次化疗。

当时，病者的母亲带着儿子和儿媳在手术前曾经来咨询过我们的团队，进一步加强营养是大家的共同意见。病者的太太是一位医务工作者，认为对肺癌必须严格按照六次化疗的规范来实施一切工作，而且还要"足量"进行。

我们劝他打 2 到 4 次的适量化疗后，就要放慢治疗的步法，以观后效，还必须留有足够的余地去应付将来可能会发生的病况，并留有一定的空间去浸浴升阳驱邪。这是因为他有一窝子的病因，特别是脉的正气调治和修复是需要时间的，这是奇恒六腑的问题，只能补，不能泄。心肾之气的脉要加强，需要时间和空间，要小心调补，而不能随便损之。这样，肺才能有阳气去调理，并能进一步改善脉络的通行条件，建立好人体的"防火墙"，守护好奇恒六腑。不断提高自身的抗病免疫自愈力方为上策。阿勇的母亲十分同意这种观点，于是，母亲和儿媳双方的意见就有了分歧。

两个化疗后，由于病者的太太哭哭啼啼坚持要按时去化疗，为此，病者的母亲对儿媳讲出了一个十分自然的例子："我们以前做过农民，当瓜苗刚出芽的时候，是不可以喷洒农药的，否则瓜苗会枯萎；必须要等到瓜苗长出了七片以上叶的时候，方能够喷少许杀虫剂。这是大自然的规律。人在大病的时候，往往也像瓜苗处于初生阶段，化疗药物也是毒药，难道可以频频地注入吗？身体能够受得住吗？"一番自然的道白，儿媳却听不进去，母亲也无可奈何，只好听之任之。

患者唯一能做到的是能喝我们的营养汤。历经了六次化疗，熬到出院后，因为有了营养汤的支持，各类的检查都"基本正常"，然而对他来说，补充好营养是为了去接受更多的化疗！就如同打了升白针去接受化疗一样。这究竟是一件好事还是坏事呢？也许会误导"医务工作者"，认为这是六次化疗的"好结果"。

意料之中的医源性损伤在数月后终于爆发了，2011 年底，患者右腹部突发剧痛，急忙到医院去做了一个彩超，结果又发生了一件原本能够预料到的事情，病人的肾上腺发生了肿瘤式的病变，病位有一个 83 mm×51 mm×76 mm 的积块。听他母亲说，积块覆盖了主要的腰间大动静脉，难以做手术。在住院期间，医生又打了两个化疗想打小该积块，但经过重复的化疗后，积块不但没缩小反而恶化，病者母亲在最后一次来拿汤时很悲愤地讲："经过取样检验，现在阿勇居然派生出了三种不同名称的癌，无药可医，究竟是为什么?"我无以言答。这问题值得大家深思探究。

由于重剂量的化疗药物对其身体产生了极度的伤害,造成了病者身体内的干细胞不断死亡,数量远远大于癌细胞被歼灭的数量,八脉之气大败,体内病变的染色体,快速裂变形成新的异类细胞,逐渐侵占了人体的奇恒六腑,人体抗病免疫自愈功能丧失之时就是癌细胞茁壮生长之机。

阿勇抱着遗憾终于走到了生命的尽头,可怜的他并不是死于肺癌,而是死于不对称的过阴治疗。为此事瘦了近 20 斤的太太紧握着他的手欲哭无泪,后悔已经来不及了。

阿勇的"肺癌"是有点不同于他人的,在医院治疗期间,也曾经咳出一个蛋黄大的脓痰块,软乎乎的,这是他长年泡在冷气环境里的结果。人的肺是怕寒的,寒久必生痰,气血会凝聚在一起,经常咳嗽就是气逆的反映。不对称的治疗导致了悲剧的发生,这是大家最不想看到的事情。

阿勇的噩耗我们告诉了他同房的病友黄先生(见第八章第三节)。黄先生是阿勇介绍我认识的,他的肺癌比阿勇更严重,但经过了我们的帮助,他已经逐步恢复了健康。但是,阿勇却去世了,这又说明了什么问题呢?

在殡仪馆里,阿勇的尸身在火化结束时,体内的癌肿块却原封不动,加助燃剂后还得重新回炉 30 分钟才能烧成灰。听了他母亲的叙述后,我们惊恐了,这一切,难道不应引起大家的重视吗?

• 记得 2012 年期间,我有一个很聪明的亲戚,也被人称为是一个很无知的"刁民"。她身患黑色素瘤癌,复发转移后,医生对她采取了姑息治疗,并说明没有好的治疗效果。但她就是不相信,还强烈要求利用化疗等方法进行治疗。

在她的脑海里就是认为用化疗药越多,就越能多杀死癌细胞。

倘若医生不同意再用药，她就说要去告医生。她就是不相信草药浸浴和饮食调理。最后连 500 多元一粒的靶向药都用上了，还吃了一个多月。留下了一身债务，抛下了儿子和丈夫，她带着满身葡萄式的肿瘤走了。这个血的教训不能忘记，过分的聪明执著，就会导致灾难。害了自己，还伤了家人。

所以，每个人都应该充分发挥身体的自愈能力去接受治疗，这是身体康复的充分必要条件。

但是有的事物却并非绝对的。例如，有个别的患者和医生，可能忽略了癌症的形成病因，在病因没有搞清的情况下，通过手术切除病灶后就认为是第 I 期的症状，于是就掉以轻心地认为无需再化疗了，结果在三个月至三年内，原发病灶就复发转移了。所以，在治疗的过程中，要有一个系统的动态观念去看待病况，要适人、适时、适量去治疗。

我碰到过不少这类的患者，复发转移后就很难再接受治疗了，基本上都会遗憾地走的，这是病入膏肓的阶段。所以，我们是否应该根据年龄、身体条件，在手术见血后打一个合适的化疗，别用过多的强剂量，也许这样做更安全。

第四节　阴阳融合　构筑抗癌之道

要明目治病，而不是愚昧疗伤。

上一节谈到的都是现在治疗癌症用药的方法，这里有一点需要重复说明的是：西方有西方的治病思维，大都是以"分"为主；东方也有东方的治病思维，大都是以"合"为主。 "分"与"合"、"个体"和"整体"是东西方两个地域的重要思维差别，其药理可以相互参考、取长补短，而不是相互死搬硬套、非此即彼、相互排斥地来治癌病。在医治癌病方面，西医的治疗如果能够结合中华文化的阴阳理论，将是病患的福音。

在我住院的时候已经听了不少关于化疗次数和如何确定其剂量的议论，上世纪70年代到80年代早期，对于肿瘤的治疗，社会上还流行一种饥饿疗法。有人希望用饿死癌细胞的方法对抗癌症，结果，方法用得不对头，在严重缺乏营养的情形下人还是被饿死了，癌细胞依然存在。

上世纪80年代后期采用适度的化疗，却忽略了人体的气、血提升，化疗药带来的毒副作用后果凸显。1995年后期至2000年早期由于化疗药毒副作用的问题，西方新的化疗药不断面世，而且在大范围内选用重复数次、大剂量的化疗方案应运而生。当时，很多医生和患者都感觉找到了救命稻草。然而，大约在2004年以后，随着大批接受这些治疗方案的患者相继离世，西方医学界又一次亮起了红灯，并且加快了对治癌生物药物的研究和推荐。

现在，西方医学界再一次沉默了。西方的患者们已经开始惧怕化疗，他们不想因为化疗损害其尊严，谨慎使用化疗药已成为西方人的共识，但是，大多数的人还是容易死亡。化疗的路在何方？是否走错了路？这些问题一直困扰着西方的医学界。随着时间的推移，亚洲和发展中国家成了世界变相的"药物实验基地"，一些所谓进口化疗药、靶向药物还没有经过全面临床论证就急急抛到东方来了。鉴于此，作为患者更应该要谨慎地接受治疗，切莫掉以轻心！

经过跟踪统计和反思，我发现2004年以后饮用营养汤调理的患者其生存率还是提高不多，为什么呢？这是因为三到五年后，化疗药对五脏六腑的叠加损害，特别是对脾的毒副作用，陆续浮现，还是会夺走他们的生命。真正的"海啸"是在最后才出现的，这是很可怕的。据统计，"海啸"的高度和曾打过的化疗次数是成正比的。所以，在治疗用药上，我们是否应该小心地后退一步呢？另外，是否还应该平静地深思一下，现在治癌的方向是否搞错了呢？治疗前、中、后的饮食调治，运动、生活习惯是否存在着误区？其方法还存在着什么样的缺陷呢？

综上所述，调养和治疗一个东方的癌症患者，需要改变一下现今的思路。必须以中医文化理念，阴阳学说为指导，针对每个患者的先天体质因素，再结合天地之道、地域条件、身体素质、营养状况来配合医院对应调养治疗每一名患者。这才是治病之纲。

但是，在治癌方面，我们应该明白，癌症是因为身体全面阴阳失衡、气血亏损、此消彼长而产生的。仅以放化疗去攻打，没有守护好身体的正气去接受治疗往往会适得其反。有些人还以大剂量药物为"荣"，以为对癌细胞赶尽杀绝就会痊愈，这是一个误区。其实，这只会造成物极必反，过量的化疗药物会提早把你已经缺乏正气的身体彻底打垮！

为什么现今的治疗在选定剂量上根本不去考虑患者体质，以为打了升白针后就能帮助救驾，而结果却是适得其反。难道用减剂量不打升白针的做法是错的吗？道理在何方？在人体正气不足的状态下不断去接受重度的治疗，只有弊，没有利，再多的金钱堆上去也是无效的。

当你的病情越发恶化的时候，也往往被一些人说成"癌症是绝症，无法医治了"。这是否在推卸责任呢？客观地说，癌症病的 I 期到 III 期的患者，只要小心调治，还是有治愈希望的。倘若草率行事，则会让一小撮披着"合法外衣"的人找到推卸责任的借口，届时你又会成为一只新的小白鼠。

多少人患了癌症，被搞得家破人亡、倾家荡产。这里，其中一点就是现今治病救人的医德已经"变味"了。一些人出于经济效益，明知用过度的化疗和放疗会危及患者的生命而默然处之。更有甚者，明知有的病人患癌晚期情况严重，已经缺乏治疗条件，还被一些人说成还可以用"新药"来医治。

当然，还有一个问题是病人本身调治不得法，如盲目过量的饮食，过分懒惰的行为，毫无斗志的心态，无知胡乱地用药等等，都是他们过早去世的原因。

十多年对癌症的感悟让我认识到，恰当地接受化疗是为上策，若从整体来说，就是要掌握好一定的"度"，小剂量、少次数化疗有其独特的杀灭癌细胞功效，犹如导弹的功效。但是，由于其杀伤力大，同时对人体的健康破坏性也大，所以，每个人都要尽量规避因治疗所引起的重度"医源性损伤"，恰当行之方为上策！

东方五千年的易经思维和古中医理念，可以指导我们去进一步深入研究和破解肿瘤治疗。用中华文化的天道、地道、人道去理解人的生存之道，去认知恶性肿瘤，相信在不久的将来，东西方联合一定能够抗癌成功。

几千年前的中华先贤们，很早就系统地总结了天地间的阴阳之道，五运六气（这些都是西方人所不能理解的）。要想活在世上，就要顺应大自然的自然节律，正所谓顺天而行万病清，呵护生命养生灵。

"医源性损伤"的另一种说法是医得不得法，是一种自我解释的无力说法。我相信，东方的古中医用顺应大自然的方法去治疗人体疾病，将会有很大的改观。东西方的医术各有千秋，应该相互取长补短，而不是相互指责。遗憾的是，丢失了多少个年代的古中医被埋没在黄沙中，还没有完全被挖掘出来。通过实践，仅用点滴的古法，就已经有相当一部分人获得了良好的效果，这很值得大家深思。

世上有"东方的太阳，西方的月亮"的传说，万物都有阴阳，过去常说：东方阳升是阳，西方阳落是阴。这好像在暗示我们：单纯手术、放疗、化疗的方法是西方思维的结果，代表着"阴"的做法，但这种治疗是否缺少或忽略了"阳"的作用呢？纯阴的治疗是否要减少？升阳的步伐能否加快？这一对阴阳该如何平衡呢？

　　代表东方的中医文化发挥出阳刚之气，善用砭石、汤液、针灸和中药的东方治病方法，经历了几千年，养育了中华民族。在"癌症"这个世界难题上，阴阳学说启发着大家。中医文化的"阳"与西方文化的"阴"假如能够很好地融合在一起，那么阴阳共存，均衡八方，也就是用阴阳的理念来构筑抗癌之道，东西合力，那自然会筑成光明之"道"。

　　纯阴的化疗，应当减少。应做多少个疗程？所需的安全剂量是多少？应该小心地按照每个人的体质状况和阴阳来综合决定。根据过去病友的案例，为了完成离去病友临走之前的感悟心愿，我试着汇总了以下四点经验，仅供癌症患者和家属在治疗上参考。

　　一、化疗时的经验参考：

　　1. 化疗剂量的选定。在营养活蛋白（营养汤）充足的情况下，第一次的化疗必须要慎重。在此过程中，以不打升白针为好，第二次化疗视病况再做调整为妥。

　　2. 体质强的患者，每次化疗前，最好用草药浸浴 3 ~ 10 天，每天一次，并进行适度的穴位按摩，再结合化疗，效果将会有所提高，副作用较少，常规的验血报告会比较好。

　　化疗后 10 天至 20 天后还要恢复浸浴和按摩，但必须遵循好四时规律和患者气血的状况来施行所有的工作。

　　3. 完成了常规的化疗剂量和次数之后，就应该认真做好营养补充和草药浸浴的调理工作，保证气血畅通，定期做好复检的工作。

　　二、体质水平：

　　东方人的体质与西方人的体质是有很大差异的，具体一点来说，各人的体质都有很大的差别。因此，治病也必须要有时空地域的概念。治疗普通疾病要有这个原则，更莫说治疗恶性肿瘤这种大病。西方传进来的放化疗技术是没有把地域的因素考虑进去的，这也是当今治疗的盲点。因时、因地、因人制宜的治疗原则要发扬光大，这样，破解癌症的方法也就指日可待了。

正如有些体育项目一样，体质直接影响了运动员的比赛成绩，这种状况普遍存在。因此，除了身高、体重、肥、瘦等的参考外，还要从各方面去考虑。时空地域对人体的影响在本章第五节中会详细谈到，而在因人制宜方面我们是从五个方面考虑的：

其一，要从人的先后天八卦来衡量人体的强弱。先度其形之肥瘦，以调其气之虚实，审察其形气有余而调之，再观察人的人中，如果其人中深又长、且宽厚，则证明其0~22岁时的发育情况良好，奇经八脉之气较充盈，反之则是弱的。

其二，观其手相，掌厚，指粗，掌纹若主三纹较清，掌面杂乱纹少，掌色差异不大，则证明其0~22岁活动能力、营养作息等基础体质良好，反之则差。还要看手臂的肌肉是否松弛。病者患病以后，肌肉既松弛又萎缩的话，证明了心、肺、小肠等功能减弱较快，应该小心地打折评分。

其三，摸其脚踝位置的申脉，照海穴等位置附近的皮肉感觉是否充盈，结实的程度如何，判断现时病者身体营养储备处于哪个水平。小腿肌肉是否粗壮、结实，如果小腿的肌肉瘦小，加上病患引起松散和萎缩，那就证明了肝、胆、脾、胃等功能衰弱严重。

其四，由手太阴寸口位置来判定人的五脏六腑脉象的阴阳、虚实、寒热和表里的关系。进一步了解病者的以往病史、家族病史等。

其五，观察人的五官、体型和五色等，能准确地判断人的精、气、神的尺度，可以迅速判定其自身的体质强弱，从而决定如何有的放矢去接受治疗，避免过度治疗的危险。

在化疗之前，你首先要用营养汤补充营养 15 天到 21 天。就像在运动前要做好预备运动，以防止损伤身体的筋骨和肌肉那样，先托住身体的五脏六腑，扼守好脾气。把损伤降到最低，为将来修复病体做好准备。

根据上述五个注意事项来评定一个人的健康指数，准确按照健康指数来评定各人应该用的最高化疗次数以及 N 次疗程的上限和用药剂量的上限。

最好是一个小组来给予评定，避免个人的决定出现偏差。

这里要说明的是，以上对人体的评定因素都不是固定的，每个人在不同的时空地域中会有不同的健康指数和精神状况，犹如在不同的状态下测量人体的血压会产生不同的结果。因此，医生和家属应该加强沟通，取得医生的配合，坚持具体情况具体分析，那么优化的治疗方案会顺利产生，就不会陷入公式的框架里，医生安心、患者放心的良好医患关系自然就会建立起来。

三、病情测定：

肿瘤患者的病理报告，肿瘤五项检验结果，血常规等各项检查结果，是选定化疗次数和剂量的重要参数。比较直观的是血常规，如果出现红细胞总数、血红蛋白浓度、红细胞压积、血小板计数、中性粒细胞等有超标的状况，就应该及时调整营养汤来改善人体，其他的白细胞总数超标时就要另外考虑了。并以适度的化疗帮助为主，中草药浸浴为辅，一进一出，有阴有阳，阴阳结合，便可以把体内的邪气驱走。那么，在适度杀灭癌细胞的同时，为正常细胞提高质量和数量创造条件，也就是提升了身体本身的自愈能力。要注意的是，各项生理指标在每一次化疗后都会发生变化，要严格控制好化疗的次数和剂量，在愈后的康复期中会带给你无限的惊喜。

指标只是一个浮动的参考数，最重要的是迅速提升自身的气血，尽快提高自身的免疫力，不断增强身体的新陈代谢机能。如果一个疗程下来后，身体的各项指标都往好的方向走的话，就要耐心地观察、分析。往后就不要随便用吊针或用药物来治疗。在这里还是要重复一句：是药三分毒，少吃药，身体健，自体修复功能就会好。

人生活在天地之间，每时每刻都会受到大自然的攻击或呵护，体内的各种指数是一个变量；它是一些浮动的数据，绝不能一概而论。的确，西医在急救的时候，那瞬时测出的各种数据是很有参考价值的。这是因为，人体被急救的时候，各种生理的第一参考数据能够准确地判断你的生死。然而，用瞬时的参数来决定人体内的生理变量，以一些变量来定格具体病症，似乎就有些过了。尤其是对待癌症这种慢性病来说更是如此，这也难怪所有验单的指标后面都有一个"参考值"的缘故。

四、重要人为外因

人为的外因包括职业，生活习惯，饮食喜好，居住环境，亲属的影响等。有些人长期坐办公室，以车代步、暴饮暴食、烟酒不离或有过大的工作压力，思虑太重、心情郁结等都会影响其化疗次数和所选择的剂量，这一点，一定不能忽视。

上述四点经验要连贯综合评估分析，因为放化疗对人体的治疗，是一项极为复杂的"工程"，每一个人按理都应有一与众不同的治疗方案，相同的治疗程序就值得深究探讨。因为它完全没有把个人的各种不同的因素考虑进去，这就是我们对公式化治疗癌症提出疑问的原因。

患者要结合上述四点与医生沟通，合理地提出自己的意见，生命是自己的，不能把自己的生命简单地交给一些经验不足的医生，因为这有可能改变你家庭一辈子的幸福。

现今的社会正处于一个"高速"发展的经济环境中，伴随而来的也有大量的商业垃圾，这都是伦理道德缺失造成的。假如你有幸能碰上一个医德高尚、医术精湛的杏林之士，那将是一种福缘；但如果你想认识一个只会用程式化、机械式方法治病的医生，那却是一件很容易做到的事。所以，如何选择好医生，对肿瘤患者来说是相当重要的。希望要做到的一点就是：要明目治病，而不是愚昧疗伤。

　　要想获得理想的医疗效果，建议患者谋划好自己的治病过程，多潜心修习一些常用的医疗常识为好。

第五节　化疗巧择时机　减少药物毒副作用

人要学会寻找气候、时间、疾病三者之间的规律。

　　人身体内的气血运行会随着四季、节令、月圆、月缺的变化而变化。它是一个变量，例如，春天是万物生发的日子，经历了严寒的冬季后，动物、植物都已经苏醒了，地面下的阳气经过去年冬天的收藏，于来年的春季开始升发，人的身体也是一样的。

　　春天的时候，身体内的阳刚之气初起，如若在这个时间进行化疗，就像对刚发芽的植物打杀虫药，把刚长出来的嫩芽都一起杀死了。因此，从每年的冬至到惊蛰这段时间里，肿瘤患者尽量最好不要进行化疗。

　　在这个时间段里，如果非要进行手术，或者穿刺取样，那么，必须把接受化疗的间隔时间尽量拖长一点，药量减少一点。化疗的间距安排为五周到十一周为好。这样，由于低剂量的药物副作用少，又有补火升阳的饮食补充，患者就不容易倒下。

　　春季是胆肝（甲乙木）进入春天升发之际，要尽量减少对肝胆的损害，给肝胆一个调整的空间，起到降低"肝转移"的风险。

这是因为化疗必然会损伤脾胃，胃土会反侮肝木，故必须要尽量避开这个时间段。

在春天这个季节里，要平肝明目，护好肝胆，才能平衡五脏六腑，此时用适当的营养食物来支持恰当的必要的化疗，其效果会在今后复原的日子里得到充分的体现。

人生活在天地之间，三者是一个整体，受到一年四季的气候影响。在出生的时候，老天爷就已经根据天干地支给你一个特定的肝木、心火、脾土、肺金、肾水，还分别打了强、弱的特定标记，根据这个标记结合患病的病灶，就能准确地诊断出你容易发病的器官，这是相当重要的。

举例一个肺区有病的人，在农历四月末被确诊出来。假如这个人的五行标记是"肺金旺"，那么，在有手术条件的情况下，应该在第一时间选择手术。

手术会伤及人体的气血，其心火的强弱是决定手术好坏的条件之一。从季节看来，农历四月末又是心火转旺的季节，故对动手术有很大的帮助。

手术过后有 15 天到 35 天的休息，刚好碰上节令土旺之时，这个时节带有较强的阳气，而人的肺部是喜热恶寒的，所以，该节令对肺癌患者调养身体有很大的帮助。

患者要抓住一年中的好季节，恰当地对身体进行升阳驱寒邪的调理，动静结合，别把自己老是关在屋里。夏秋时节做好，寒冬才能好过。该节令对调养身体有很大的帮助。

借助天气对人体进行天然的治疗是自古以来就有的，这是古中医的法子，是顺应天意的道路。

《难经·五十三难》曰："经言七传者死，间脏者生。"五脏犯病之时，可通过其病变的走向而测生死，反而行之则能健康。这是因为五行合五脏，相互间有克生的关系，七传者，传其所胜也。间脏者，传其子也。如上例中，肺病之人，必受病气于肾，传之于肝，气舍于脾胃，至心而死。那么，要令肺中有病之人恢复健康，必用逆变之法，加强病气未传至的脏腑功能，如加强本身的肝、肾、心的功能，那么，人就能顺应天意，肺病患者就能逐步健康起来。

利用季节帮助间脏者生，在大病和重病者身上做好每一项顺应大自然的工作，这是人体调理的最重要一环。

人要学会寻找气候、时间、疾病三者之间的规律，用四时与人一体的哲理就能准确对病位和病因作出精确的判断，这种方法是任何仪器都代替不了的。

跟踪还发现：全年中选择阳气旺的 5 月份至 10 月份接受化疗的患者，会比阳气弱、阴气旺的 11 月至来年 4 月的副作用少，辅助用药会少，病者的感受会相对好些，支持化疗的营养操作等都相对容易，愈后康复的成数会大大提高。

每次化疗的合适时间间距也要注意，这一点在本章第三节中我们已有讲到，这里就不重复了。历年来我们跟踪了 81 个案例，发现每个月（农历）的初五至二十安排化疗会比二十后至初四的效果好，这是由于人体的气血衰盛均会随着月圆月缺而改变的。我在咨询的病友中做了很多刻意的安排，说明了正确地选择好进行化疗的季节和日子，将会大大地减少药物的副作用，而且能够迅速康复身体。

身体的气血运行每时每刻都跟随着大自然的活动规律，就五脏六腑而言，它们每天都按照地支的计数来循环。地支有十二个，子、丑、寅、卯、辰、巳、午、未、申、酉、戌、亥，子午流注计算法的含义就是按大自然的规律去治疗、服药、进食和养生，遵循这个大原则办事，将会事半功倍。

第六节 手术和穿刺的"道与度"

不能因为要一个结果就急忙去做手术或穿刺。

肿瘤是患者忽视关心自己，导致气血滞后或部分堵塞形成的，只要你敬畏中医文化，循道而行，纠正自己坏的生活习惯，把自己体内抗病免疫自愈功能恢复，相信同样会有奇迹出现。

在本书的第五章里，已经详细论述了发生恶性肿瘤的原因以及它们形成的条件，这里就不再赘述了。这一节中要谈到的是如何配合好医生做好手术的后勤工作，以及如何选择好恰当的时机去做好肿瘤的切除手术，应该注意哪些细节。这些工作做好了，将来就会大大减少不必要的麻烦。

众所周知，现行对癌的治疗都是一种固定模式，"手术、放疗、化疗"，相互之间的次序也会有所调整。手术的目的是不让恶性肿瘤继续存在于人体。据说在古代，华佗也会用手术快速切除一些恶性积聚物，可惜失传了。现今的医术也是用手术的方法去达到同样的目的，但有些问题一旦处理不好，以后还会产生很多复发的问题。手术治癌是一种手段，其目的也就是要迅速消灭癌细胞的病灶，但如何达到治疗的最佳点往往就成了大家议论的课题。为了后续的治疗有依靠，为了人体能够在手术后迅速痊愈无恙，手术的好坏，也就决定了后面工作的成与败。

现今医术是这样看待癌症的，肿瘤是人体基因变异的细胞组合而成，还以此划分为很多类型。基因的变异表面看来是依附在某个器官或部位，依附在哪个部位就给予那个部位一个"癌"的称谓。然而，事实并不是那么简单。所以，在手术前，你要清楚地知道，引起自身癌的变数还有很多原因，有些脏腑也同时存有异变。

手术前，你有否细心地分析过恶性肿瘤的发源地呢？它究竟是从哪里来的？它有否还携带了"亲属"来呢？它计划还要去哪里？沿路会留下多少变异细胞呢？将来还会变异组合成更复杂的细胞吗？一旦把肿瘤切掉，其变异的条件真的就消除了吗？诸如此类的问题和变数都需要我们细心地去分析和对待。前面说过，在手术后恰当的化疗能够以策安全，此时，别用过多的强剂量是关键。

要牢记的是：手术容易使癌细胞随体液扩散至其他部位。过量的化疗及放射线治疗则会造成病患癌细胞发生突变，甚至产生抗体而变得难以摧毁。

对肿瘤的手术，要有的放矢，不能一概而论，有坏就割，该保留的就应该保留，该部分切割的就不要全部切掉，当然，这也要看每个医生的水平高低才能够做到最好。因为人体内的每个器官都有其重要性，它们需要联合运作才能保证你的身体在符合大自然规律的条件下保证体内的阴阳平衡。

人体内的器官，都是顺应大自然生出来的，它们各施其功，存在于人体当中，接受大自然五运六气的变化，为平衡人体分别做出应有的贡献。在患病的时候，要严格分清哪些是应该切的，哪些是该保留的，不能因为要一个结果就急忙去做手术，必须要深入地了解你的病因何在。今后如何去克服内在的"窝病"和外在的原因，这是治疗肿瘤的根本。

肿瘤患者在有手术条件的时候，可以迅速地用手术来切除病灶，这是毫无疑义的。手术切除肿瘤就是把危害最大的病灶切除掉，用最少的代价换取最大的生存空间。当然，对没有手术条件也没有机会放化疗的弱势人群来说，则只能与癌共存，要么用恰当的化疗或放疗，兼用中草药的方法来配合治疗，要么就借大自然来辅助疗养自己，也会获得意想不到的效果。同时，也需要病者和医生密切联系、相互信任，本着科学的观念去做好每一项工作，良好的医德医术与病者的痊愈是相辅相成的。

很多人只追求切掉这个结果，而不去寻求病因，没有从根本上排除发生肿瘤的缘由。虽说切掉了肿瘤，但却不能保证将来不会复发。

大多数的患者觉得，如果把病灶切除了，他的心里就会得到一定的安慰。他们忽略了癌症是内里"窝病"的总汇，它是一种慢性病。假如只治不调，没有给调养一个空间，那么，到头来也会是因复发而丧命的。还有许多的肿瘤患者是因为觉得穷途末日，丧失了神气，往往在郁闷中病快快地走了。相当一部分人是被吓死的，是被自己打败的！总而言之，必须在第一时间做好患者的心理安慰，必须把调心放在第一位。

下面，还有一个问题是相当重要的，那就是必须掌握好做手术的时机。它与上一节谈到的化疗要掌握好的时机是相同的，这里就不赘述了。要重复的是，手术必须在人体气血最旺的时候来进行。恶性肿瘤的手术是一个大手术，它将大量耗费你的气血，倘若能够在好的时机做手术，将大大缩短痊愈的时间。从大的方面说，要遵照大自然的四时（春、夏、秋、冬）来进行，从小的方面说，每月的月圆之时也是最为恰当的手术时机。当然，以上的一切工作都要建立在人体有充足营养的条件下才能够进行。

当疑似癌症需要穿刺取样（活检）决定的时候，首先必须考虑好以后的后续治疗能否安全通过。假如在以后的治疗中，因为年龄、体质病情、经济条件等因素影响了进程，计划不打化疗或不做治疗，那就应该谨慎地取消穿刺确诊方案，以免穿刺造成癌细胞顺体液扩散，造成疾病的恶化。在这个环节里，有个别的家属罔顾一切，忽略了穿刺后的后果，导致了以后的治疗工作很被动，这一点很值得注意。

在穿刺之前应该要注意两件事：

1. 年龄和体质

年龄和体质是决定一个人是否可以做穿刺的必要条件。当一个人怀疑自己患了恶性肿瘤的时候，通常都会去做 CT 和 B 超。此时，假如你属于 55 岁以下的人群，身体素质一向很好，且后续的癌症治疗有一定的保障，那么，你可以试做"穿刺检查"，一来解决了你的心病，二来可以及时治疗。

身体状况决定了一个人能否做穿刺。假如一个身体十分衰弱的人感觉到是患了恶性肿瘤，经济状况又不是很好，后续的治疗和营养补充都不能保障，那么，建议你就不要急着去做穿刺检查。因为穿刺以后的后续医疗费用和营养补充费用都是很大的，不如避其锋芒，与癌共存是否就是上策呢？与其在穿刺后癌细胞会容易随着淋巴液和体液转移到其他的地方生长，倒不如用保守的方法处理更为妥当。或许，生命还能够延长许多年。经验告诉我们，这是一个很好的办法。

年龄大的人群，免疫力日益下降，在患了恶性肿瘤后，其状况更加恶劣。因此，你更要清楚接受治疗的效果，不必忙着去做穿刺检查，这也是一种明智的选择。

2. 患者营养的高额费用

肿瘤患者在接受治疗和调养期间所产生的营养费用是十分高昂的，它与你的治疗费用是一比一的关系。没有足够的活蛋白和其他微量元素的补充，病体是不可能痊愈的。五年内的营养调理费用可能高过当初治疗费用的二到五倍，不然，其复发的机会是很高的，这是一个不容忽视的问题。别以为是简单的饮食，它是你生命得以延续的源泉，也是你得到阴阳平衡的先决条件。所以说，你的经济条件有限的话，倘若不能保障穿刺、手术、化疗后一系列营养补充的话，倒不如一开始就避开穿刺，寻找一条与癌共存的道路也许是较为妥当的。

接下来的工作就是要尽快提升自身的体质。用营养来加快调理自己，只有在自身气血不断提高的条件下，肿瘤才能够有望被控制。化疗只是一个有的放矢的辅助工具，真正想要痊愈身体，必须建立在本身气血不断提高的基础上。

应对的最佳办法是要不断地增强自身抗病免疫自愈的功能，以阴阳理论来指导我们治病的整个过程。

中医文化的养生调治理念，让我们寻求到了实惠的办法。对癌症我们暂时以"静"的办法去制动，这并不代表不去医治它，而是要冷静地分析一切，不要去随便乱动。如果动了癌的病灶，则有可能引发出其他的牵连伤害，第一时间做好的工作是首先建立巩固好自身的"防护网"后再去接受治疗。举个例子来说，也就是做好战前兵源、弹药、防护工事和后勤保障等工作，才去投入战斗，这就是所谓治癌的战略。

中华民族的阴阳理论与西医根本的区别是把人与天地融合在一起，也就是说，人要想活在世上，就必须要严格遵守大自然的规律，否则身体会日渐衰败。中医文化博大精深，随着科学研究的深入，西方人在很多项目和学科的研究应用中，已经运用了中医文化的阴阳理论，取得了突破性效果。其理论得到越来越多西方研究人员的重视和应用。

作为炎黄子孙，我们更要用好中华先贤传下来的宝贵思想财富，助己救人。因此，在日常生活中，每个人是否应该对中医文化多些了解，是否应该怀着敬畏的心态，去感悟中医文化博大精深的哲理呢？一旦有了对中华文化的敬畏和感悟，有了正确的理论基础，面对癌症，就不至于束手无策，举步维艰。

第七节　民间的中医治癌例子

● 东方人也可以用本土的中草药来煲汤，或用汤液来治疗癌症。我碰到过一个患者，她现年已经70多岁了，30年前，她曾经患有肝癌，没有去医院接受过任何治疗，凭着她的灵性和多年的毅力，就是简单地用蛇泡簕（lè）、石上柏、白背叶根等四味中草药和瘦肉一起煲了几年，居然治好了自己的病。根据我的判断，她是一个肝火旺盛的人，阴虚火旺，木气疏泄不及，令肝区患病。现今，她又患上了淋巴癌，而她又开始了过去煲汤的方法，但是，因为年纪大了，这一次就要看天数了。

然而，中草药治病方法的神奇却让我们看到一丝光明，这是东方人治癌成功的个案，也再一次证明了中草药的奇特之处。

● 还有一个令人感动的个案，当事人关姨今年已经有85岁了，身体健朗，思维清晰，口齿伶俐，谁也想不到她在43年前有一场很大的灾难。

1968年6月24号，她患了再生障碍性贫血，这也是恶性血液病的一种（当时并没有血癌的称谓）。她兼有肝吸虫感染疾病，当时红细胞、白细胞、血小板等都远远低于正常值，牙龈不间断地出血，已经处于很危险的状态。当时，她脸色萎黄，青白相间，在广州工人医院住院117天都不见有好转，于是，她转上广西找到了一个在文化大革命期间被迫害至断了脚的祖传老中医，因为老中医闭关的原因，她苦苦地哀求了一个月，老中医饱受感动终于开出四条方子，其中一条是泡酒的。四剂的中草药高达几十味，其余的是用来煲汤液的，每隔四小时服一次。老中医开方后很有信心地对她说："以后，你就不用再来广西了，一定会痊愈的，你的病因是脾脏出了问题。"如此有信心的说法关姨还是第一次听见。她抱着半信半疑的心情回到了广州，按照四个药方的中草药，她用心地煎药，按照所需的时令，并按照五行地支之时服用。果然，在数月后，她完全恢复了健康，而且又多活了43年，直到现在依然童颜鹤发，精神焕发。

广西老中医精湛的医术启发了我们：这类的血液病是应该用东方的中医术才能治好的，如果用当今的换骨髓的西医方法治疗，再加上放化疗的伤害，再好的人也会一命呜呼的。

老中医也许没有想到，几十年后，他行医生涯的最后一个病危患者居然能活到今天，这也能安慰一下他的英魂。这说明很多疑难杂症必须要用东方医术才能治好，包括癌症。我们要让中医发扬光大，后继有人。

如今，经历近百年风雨，过去的"野草"又变成人们急需的肥料，看来，是时候要用我们祖先的智慧来滋养中华大地了。

关姨把原方子一直留到了今天，43年了，她还津津有味地和我们一起讨论这些经方的真谛，我们用五行的思维分析了方中的各药性，果真很有独到之处，真是值得后人认真地思考。虽说方无定方，但是，对她来说，这些方子就是她当年的救命灵丹，广西老中医的治病思路值得后人好好学习。

以上两个例子，只说明了一点，东方的草药同样可以治癌，而且十分安全可靠。因为它们来自大自然，真正符合了天、地、人合一的道理，这是中医文化在治癌上的贡献。在此类方中，尤为突出的是加入了相当的五行肉类配置，用五行肉类辅助药来提高人体的内在阴阳平衡。它给了我们很大的启示：要想令体内邪气迅速排出，正气修复回归，合理补充好足够的营养才能和草药融为一体，共同平衡好人体的阴阳，这才是治癌的根本！

第八节　治癌必须先调治脾系

古医书中的脾脏系统是当今的"胰腺"（pancreas）和"脾"（spleen）的组合。

脾和胰腺在现代西医解剖学里分别为两个不同的器官，为了继承好古中医文化，在这一节里，我们专题讨论一下这个问题，换一个方法来看待脾。

《难经》对真正的脾脏是这样描述的：脾重二斤三两，扁广三寸，长五寸，有散膏半斤，主裹血，温五脏，主藏意。另有经云：脾主升化，主升清，在液为涎，合肌肉主四肢，在窍为口，其华在唇，其色黄。脾与胃以膜相连。脾为孤藏，中央土以灌四傍。详图也可参阅《华佗先生玄门脉诀内照图》。

综上所述，我们不妨做以下的推论，因为现代胰腺的功能和位置与上面所述十分吻合。中华先贤们提出的脾脏就是现代的胰腺（pancreas），还包括它的附件——现代的脾（Spleen），两者共同的组合才是古医书中的脾脏系统。

解剖学中所提到的脾平时裹血200cc，故色红，西医把它细化为人体最大的淋巴器官。另外所提到的"胰腺"的胰尾直接插到脾的腹部，胰头垂向人的十二指肠。

1886年英国医生德贞在其著作《全体通考》中首次提出了胰的概念，这也是参考了中国北方民间对动物身上器官的俗称。1934年，由科学名词审委会最终审议采纳了这个"胰"字，最后由官方定格下来，流传至今。

中华先贤最早提出了脾的概念，明朝李中梓曰："脾胃属土，故俱从田字。田者土也，胃居正中，故田字居正中，脾属于右，故田字亦偏右。"这就是中华发明繁体汉字的高超之处，它们都有形音义的绝伦解释。

脾和"胰腺"都是黄色的，它紧贴着胃，胃也是黄色的，两者都处于人体的中央，用易医来解析，就是坤土（脾）、艮土（胃），统属于中土的概念。这也是我们把"胰"更正回脾脏的原因之一。用幽默一点的民间说法就是为脾脏平反，复原古书中真正的脾脏。十二经络里面，有足太阴脾经，它与人体息息相关，这是铁的事实，这也就是没有"胰腺"经络的原因。现代医学认为"胰腺"是人体的第二消化系统，这也吻合了古代对脾的论述。

西方医学界进入中国之初，由于对中华古中医不甚了解，也曾对脾和胰的英文翻译产生了误读，历经两百年，也只好取之任之。在这里，我们也没有必要进行详细的讨论，论证工作留给专家们去处理。今天，我们只是引证了一些脾和胰的说法，方便大家以后能够正确地学习古医书，不至于走向歧路。

一旦理清了脾和胰的思路，我们就可以学习南宋时期李东恒的著作《脾胃论》了。它阐明了脾胃对整体机能的重要作用，论证了脾胃虚实相互转化的关系，它对现代社会的癌症治疗有着极其重要的指导意义。

纵观现代治疗癌症的方法，都是手术、放疗、化疗、靶向治疗等手段，一旦过度处理，都会严重地伤害脾，进而大幅度地影响了五脏六腑的运化，因此，也自然导致了过低的成活率。

细细想一下，动一次大手术，人体要消耗多少的气血。血液可以用输血的办法来解决，但是，人的真气一旦大量地被消耗，是不能在短时间内恢复的。这也就是手术后为何病人需要有 120 天以上的时间来恢复元气。不同的病情，不同的病人所需的时间也不一样，有相当一部分人，就是阴阳虚脱而死去的。这样，你就会很容易想通一个问题，假如一个肿瘤病人在手术后，匆忙就接受放化疗，那会出现什么样的结果呢？当然，有的恶性肿瘤是容不得你恢复气血的，因此，提前调好脾胃就成了关键的关键。

放疗能够局部影响到脾脏的运化，患者不断地出现反胃、呕逆的现象就是其脾脏的过激反应，化疗更是彻底伤害了脾脏。这就如同以上很多例子里的状况一样，脾胃一旦伤到了极点，人的五脏严重失衡，九窍不通之时，就是生命终结之日。

人患有恶性肿瘤，只是一个表象，肿瘤病症是清晰了，但是，真正引起这个病症的缘由还是糊涂的。我们要有这样的一种概念，发恶病是人体里面窝病的总汇，所谓窝病是人体内各种病源的总称谓。有的病根用先进的高科技的手段是根本测不出来的，为此，对于人体的整个病理要有一个深刻的分析。表象不能代表里象，在没有把握好窝病发生根源的时候，对人体的治疗就应该先抓住脾胃，用个性化的营养汤液去补充调养。物质基础要放在首位，特别是脾脏，这是一个人的中心，也是制造气血的关键点。有了这个关键点，就能迎刃而解内在窝病产生的各种问题。

总结一下本书的各种案例，值得反思的有以下两个方面：

一是对癌症病人是否应该在治疗的同时，先认真调治好他们的脾脏，而这些工作必须要有前期的营养铺垫。

二是在肿瘤医院里，是否应该专门设立营养调治科，它们的重点是先针对每个人的实际情况去用活蛋白的营养调治人的脾脏，在这个前提下，才能提出以后的治疗方案。

我们不是医生，但是，为了患者的健康，用自身的经验提出一些合理化的建议，或许能够大大减少死亡的人数，目的只有一个：行善积德，造福大众。

第七节讲到的关姨的个案，给了我们很大的启示，那就是必须要调治好脾脏，才能将其余的脏腑平衡好，气血才能最大限度地被制造出来。那个广西的老中医的确是名不虚传，他对关姨的病案思路十分清晰准确，一开始就抓住了重点。任何疾病在下手之前，都是首先调治好脾脏，然后才是治疗疾病。这种古老的医术的确值得今人很好地去学习。那么，治疗癌症是否也应该采用这种办法呢？我们相信这种思维和办法会带给人们意想不到的效果。在本书的41个案例中，你会发现，能够活在世上的患者都是调治好脾的人，这些人在以后的生活中不断调理脾胃，最终得到了胃气，正所谓有胃气则生，无胃气则死。胃好了，脾脏也随之正常，两者是不能分开的。

出院以来，自己做得比较成功的事情就是不间断地调治好脾脏，把调脾脏放在第一位是我无意中的收获。当时，自己被割掉了百分之八十五的胃，也可以说，中土没有了一大半的领土。所以我对脾脏（胰腺）更加呵护，我停止了一切药物，改用食物代替，开始用的都是容易消化吸收的食物，到了后期就按照五行强弱来配置自己的食物，取得了康复的成效。至今为止，我已经多活了18年了，连医生们都感到惊讶。用一句简单的话来说，就是学会了如何吃东西。

胰的功能大家从网上也能详细了解清楚，西医在这方面的细化工作的确做得很好，在本节里也没有必要一一论述。要说清楚的是，胰的功能就是我们所谈到古书脾脏的功能。

自古以来，脾胃都是作为一个整体来论述的，胃属阳明，脾属太阴，它们是一对阴阳的关系，也是一对表里的关系。天地之间的邪气侵入人体，首先是侵入人体的阳经（胃经），阳经受邪后，传入人的阴经（脾经），阳经通六腑，阴经通五脏。《素问·阴阳应象大论》说，脾助胃以行津液，像水流一样流向溪谷；太阳、阳明、少阳、太阴、少阴、厥阴等手足六经的气血往来灌注如川流不息，人的眼、耳、口、鼻和前后阴所分泌的无用物质也会像水流一样不断涌出。眼属肝窍，鼻属肺窍，口属脾窍，耳属肾窍，肾又开窍于前后阴。心为五脏之主，故与各窍都有关联。九窍属五脏，五脏又要依赖胃气旺盛才能增进饮食，通过脾的运化输布精气，五脏得养，九窍才能通利。

《脏气法时论》告诉我们，五脏之中的四脏肝、心、肺、肾分别主春夏秋冬四时，肝主春，心主夏，肺主秋，肾主冬，唯独脾脏主的是长夏，长夏是每年的立秋到秋分时段，那为什么脾没有主四时中的一时呢？因为脾的五行属土，土位于五行的中央，而中央与四方四时均有联系，主每个季节中的最后18天。土是生养万物的，自然界的土不专于一时，不专于一物，五脏中的脾同样不专于一时，不专于身体的局部，体内的各个器官都要得到脾的帮助才能运转正常。这也就是当人体患了恶性肿瘤的时候，首先要调好脾脏的缘故之一。

由此可见，脾胃一病，九窍就会出现病症，换句话说，要想五脏不得病，保好脾胃就能灵。气血不通者，积聚停留在人的五脏或六腑，久而久之就恶化了。这一切都是没有呵护好脾胃所致，事到临头要后悔就来不及了。

若用清代的《内经图》来看脾胃的重要性，就会更加敬畏古人的智慧。这是一张用高山、北斗星、儿童、十二楼台、树木、水源、关隘、织女、农夫、农田、铁牛、水车、火源和炼铁炉等组成的男耕女织的山水图画。图中分为上、中、下三个关，另有中丹田调配各关隘。脾胃处的位置在中丹田，处于要冲地位，一旦堵塞，上下两个丹田不通就会导致天灾人祸，也就是导致了水源枯竭，田野干枯，颗粒无收。这实际告诉人们，中丹田是何等重要！中丹田把人体的上下丹田贯通在了一起，流水畅通，方能灵驱百病。在这张《内经图》上，真正反映了天道、人道、地道，它反映了大自然的规律，有月亮和太阳，有阴也有阳，也明确地告诉百姓，人的身体必须符合天地之道，才能长寿地活在世间上。（见本章最后所附《内经图》）

既然中丹田是如此的重要，因此，不管我们有没有疾病，都应该很好地保护它，中丹田主要包含了脾胃，它们处于人体的中间位置。在肺和肝胆的相互协调之下，运化出了人的精气、血液，调养五脏六腑。滋养营血，温和卫气。

前面调理饮食的章节中，已经把饮食讲得很详细，也分析了饮食的重要性。当然，市面上也有很多关于饮食的书籍，但是，一个肿瘤病人的饮食与普通人群往往是有天壤之别的。肿瘤往往生在人体气血失常之处，当人的营养微量元素严重缺乏，气血运行缓慢，瘀结积聚，长年累月下来，转为恶性的可能就增加了。因此，在人体有旺盛气血的条件下，是不会出现积聚的，而气血的吐故纳新就需要人的中土运行正常，也就是脾胃能够阴阳平衡，还要得到肺和肝胆的帮助，才能令各器官正常运转，八脉之气畅通，所吸收的精微之元素才能转变成气血，有了营卫之气的帮助，四肢才会有力，真气才会充盈，百病才能不侵，积聚也不会存在。

医圣张仲景说，人体受纳饮食物质的精气以养精神，体内水谷的精气断绝了，精神也就消失了。中国的繁体"氣"字，内涵深刻意义，人要有气，中要有米，米指的是五谷（麻、黍、稷、麦、豆），有气，有了精气，血能运化，气血一足，胃口就好，食量好的人就健旺，饮食不能进的人就衰亡。脱水的人营血散少，绝食的人卫气消亡，营散卫亡，精神就无所依附而萎靡。

由此可见，滋养好血脉，有了充足的营养，人才能够有正常的体温，卫气温和，营血运行，体质健壮，才能防御疾病，肿瘤也不会悄然冒出。

脾胃的经脉分别是足太阴经和足阳明经，它们是表里关系。脾经以升为顺，胃经以降为顺，两者一阴一阳，发病的时候会有所差别。肿瘤病人在接受放化疗的时候，脾胃之中，有一病而牵连了它病，这就是病人们都会出现不同程度的呕逆反胃、四肢无力的主要原因。

四肢的肌肉都是接受胃的精微（营养）物质，但不能直接由胃输送到经脉，而必须经过脾机的运化才能够输送到经脉。"脾主肌肉而实四肢"，在放化疗期间，脾受到了严重的创伤，脾一病，不能为胃以行津液，四肢肌肉得不到饮食物质的营养，精力日渐衰退，经脉气血不能输布，大便泄泻，脘腹胀满闭塞，故四肢无力，筋骨肌肉不听使唤。

做任何事情都不能过度地伤害脾胃，一旦脾胃虚弱，人的任、督、冲三脉受邪也会发病。任、督、冲是一源三支，督为阳脉之海，任为阴脉之海，冲脉通受十二经的气血，贯串任督，为各脉的要冲，气血赖以营运。如胃气虚弱，冲脉营运的源头断绝，任、督失养，外邪则容易乘虚而入，这就是肿瘤病人在治疗过程中容易引发各类疾病的原因。因此，调治好脾胃便成了肿瘤病患者的当务之急。

伤及脾胃的原因也可能来自过度的喜、怒、忧、恐的情志，身患癌症初期，忧、恐、怒占据了情志首位，人会烦躁不安、忧心忡忡，久而久之，脾胃就伤了。也就是说，还没等到进医院治疗就伤透了脾胃，这样，再好的治疗也是无能为力的。所以，我们反复强调患者要正确看待肿瘤的发生，心态是相当重要的，平和的心境将会带来脾胃的健康，有此基础，百病都会容易痊愈的。

现今的人群，饮食失于节制，过饥、过饱和吃过冷、过热的食物都会妨碍胃的消化，以致脾胃受伤，这一点平时要小心预防。

放化疗的治疗过程中，会严重打乱人的宗气，令其紊乱，营卫失调，五味传不进胃肠，营养化不了血，缺血又不能养气，精神活动就不能旺盛。此外，也严重伤及了肝胆，缺乏了少阳春升之气，则脾胃同时伤矣。自然环境的好坏也会严重伤害脾胃，这就是一些病人在患病之后急急忙忙住进医院以后胃口大败的原因之一。自然界的风、寒、湿、热变化侵袭着人的机体，也会伤害人的脏腑。体质和元气虚弱的人更容易受到外邪的影响。假如脾胃不弱，正气存内，抗病能力强，调治好脾胃，各种疾病也就无能为力了。所以说，内因是最主要的。

上面已经初步分析了脾胃的重要性和发病的原因，接下来就是如何调治脾胃的问题。

脾有虚实之分，所对应的调理方法也不同。除了顺应天时之外，简单地说，就是要分清五味的食物，令它们能够正确地进入人体，节制好饮食，分清脾胃的虚实，才能够迅速令自己恢复健康。

脾胃是人体的中土，它们是一对亲密的伙伴，不病则已，一病通病。所以，在平时的饮食当中，如何保护好脾胃是一个人一生的职责，人的正气存亡全系在脾胃的身上，一丝一毫都不能疏忽。你可以留意身边的人群，那些健康的人都是脾胃良好的，能吃、能睡、能拉，身体素质决定了他脾胃的好坏，这是很自然的事。有了好的脾胃，还要有正确的饮食习惯，还必须遵循大自然的规律办事，不然，再好的脾胃也是枉然的。

脾系就像人体的监察委员会。

中医文化对脾胃的重要性的认识，以上已经做了详细的论述，希望能给大众一些启发、感悟和实践的指引。此外，还有很多的现象值得大家去思考。

本人经历了复发转移、放疗、手术和化疗，出院后身体已经彻底垮了。我牢记了舅母的一句话："多煲有营养的肉汤，比服几副中药好。"还受到了广州医学院附属肿瘤医院邵主任的谆谆教导："调理要到菜市场。"受这些启发，我把煲汤的肉类既作营养，也作药材来使用，食疗和药膳在我身上发挥的作用体现了18年。

今天回顾起来，实际上就是长期对脾进行调理。另外，长年累月地进行适合自身的运动，不断提升缺少的阳气，让脾在一个温暖的环境中慢慢修复。

2005年的一天，我发现身体气虚严重，食物和药材都无法调补到位。后经朋友的指点，学习运用经络和穴位的调理来逐步体现升阳的效果。

　　经过了多年的摸索，我不断调整自身的八脉之气，守护保养好了脾，通过发挥脾的特殊功能，盈气补血输布五脏六腑，基本化解了医源性损伤，把"化疗魔怪圈"抛于身外，才换来了今天自己生命的延续。

　　跟踪了许多接受养君堂饮食方案的病友们，我们发现了一个玄机：如果把调治好脾的理念和实际做法结合在饮食方案里面，将会产生很好的效果。根据五行分别选择合适的肉类，配合好药膳，用直接的药材组方对肿瘤和脾同步调治，其效果将会产生一个飞跃。

　　对于同时患有"糖尿病"的肿瘤患者，在治理脾的方面就有很大的难度。因为首先要对糖尿病所服用的药物进行保护性排毒，以减轻脾的负担，激活休眠或受损了的脾功能。对已经打过胰岛素的人来说，其难度更大，生存率也比较低。

　　糖尿病是现代的提法，古中医指的是消渴病，消渴有分肺消、肝消、心消、脾消、肾消、胃消，消渴的病因不是唯一的，病位是多处的，它是一类的病，而不是一种病的反映。消渴还分寒热两种病因，不同类型的消渴要用不同的方法处理。假如只知道代谢，不分清寒热，只注重对胰腺的治疗，不注重其他的病位，那么，往往也容易走到偏路上去。这也是当今治疗糖尿病困难的原因之一。

　　对于肝脏有病的人和肝癌病患者，在正确调理饮食的方向中，对脾进行同步的调理，效果将会更好。所谓治肝必须实脾，其言不谬。

　　有关肝病或肝癌的治愈率，我听广州一位很有名气的医生说："几十年来专心医治肝病，成活率都不高；但有些人没钱医治，就回家坚持食疗调理，五年后，反而还是好人一个。"说者无心，听者有意。这个老医生的话，告诉大众一个重要的概念，就是应该用易医来分析这个人，食疗的重点是对脾进行修复，这将逆转整个病症。治肝不一定把重点放在肝上，在养护好脾的基础上对肝脏采取平肝、护肝的升降运化作用，就会得到较好的效果。

对肿瘤患者的化疗，医生们都会对肝、肾用一些保护性的药物，以减少医疗过程中的副作用。但对脾却没有相应的好的药物，重视程度不强。另外，三周的化疗标准间隔期是无法令脾有充分的休息调理时间的，脾胃一旦损伤，根据五行相生相克的道理，便能累及心脏。

脾的运化是很复杂的，一旦过度的化疗就会损伤脾，其恢复期就会相当长。而它又掌控着五脏六腑的气血命脉，那么，脾伤透了，还能有好的结果吗？请看下面的一些例子：

● 在原工作单位里，有一个肥仔，他长期以可乐作为饮水的来源，还特别喜爱冰镇的，从来不喝白开水。如此 10 年之后，30 多岁的人还没有结婚，问其原因，因无性能力而自卑也。

肥仔十多年以饮料代替日常的饮用水源，人体脾的基本功能都退化了，还把自身八脉之气弱化了，把肾中命火、心之君火都大大减弱了。冰镇食物还会耗其体内的阳气，加速身体的阴阳失衡，疾病也就贴身而来了。

● 2006 年，一名重度地中海贫血（珠蛋白生成障碍性贫血）的小女孩，治疗上没有好转，反而愈发差了。为此，我对应地做了一个饮食方案，根据其病况，选用了猪血、灵芝为主的汤方，有针对性地调理了她的脾，使其血小板又回升到了发病前的水平，身体得到了改善，精、气、神也逐步往上升了。

● 64 岁的邝老伯，他用食疗的方法来调养自己，也取得了很好的效果。他是南海物资系统退休的职工，患了胰腺癌。但是，由于他心境很好，认可饮食文化，以食物来调理疾病，我还曾经建议他适当选择灵芝、猫爪草来煲汤，长期饮用，多做运动，由于当年我对如何调理胰腺癌还缺乏很好的方法，也只能这样来帮助他。据他的女婿说，他经过食疗的调理后，当时肿瘤五项都没有超标，其他的检查也无恙。

但是，邝老伯的脾是原发病灶，直接导致了脾胃中土大败，最后的日子里，其他的脏腑也开始衰歇，2007年下半年，他也安息了。

· 2008年，有一位李先生身患循环性感冒多年，还兼有高血压、失眠、口腔溃烂、胃炎等症。他的叔伯们都是中医，看了他的病症后都不肯开药方，反而建议他用食疗养生法来调理身体。

于是，经过朋友的推荐，他找到了我，经过详细咨询，发现他的掌纹有胰腺纹出现，进一步分析他的身体状况，认为是重度亚健康。经过三年多的饮食调理，随同的各种症状逐步消失了，但是睡眠还是欠缺深度。

于是，在我配的饮食汤方中，侧重调治脾脏，经过三个月的调理，效果逐渐呈现了出来。实际上李先生已经是胰腺癌的边缘人，他的叔伯们不肯开药方，就是基于这个原因。他的调治经历，极大丰富了重度亚健康与治未病的深入研究，待条件允许，我们将会详尽地与大家分享他的康复过程。

· 2010年底，一名胆区疼痛的妇女，入院切除胆囊后一个月，因为肝区还经常疼痛，于是再次入院。经过仔细检查，患者被确诊为肺癌。现在的问题是，究竟哪个器官是原发病灶，至今也没有一个明确说法。

她为此找到了我，我给出了饮食营养的建议方案。她转进另一家医院，行了两次化疗，复检结果显示，肺部肿瘤没有减小，反而略有增大。于是，她害怕了，五万多元的人民币扔出去了，换来的肿瘤尺寸反而大了。已经再没有钱医治了，就算卖房治病也是没有意义的！

在调理过程中，我针对她的饮汤、浸浴、按摩等给出了不少的建议。具体的意见是：保命汤与调脾汤同步，用浸浴驱走寒湿，协助脾修复，力争活好每一天。脾胃调理好了，身体也就逐步得到了复原。

好"脾气"能把人体淹没的抗病自愈能力显露出来。

● 潘姨，患病时62岁，于2006年6月住院，接受了双乳乳腺癌切除手术。由于身体太虚弱，无法做化疗，寻到陕西西安的老中医，服用中药调理，但也没有什么好的效果。国庆节前，她经人介绍，由家里人陪同与我见面。望着潘姨病弱的身体，走路不稳、一步三摇，无胃口，失眠，头痛，皮肤干燥，耳枯皮皱，看上去似七八十岁的老太婆，令我不禁眉头紧锁。

家人担心她不能承受事实，从治疗一开始，就没把真实的病情告诉她。真正的情况是可怕的，医院切片的病理报告说：左、右乳各患了不同性质的癌。医生分析后对家属说："只能存活两年左右。"

潘姨并不知道自身的病情，只是相信丈夫周先生说的话，认准了是"良性肿瘤"，只是需要饮食调理恰当，就能防止恶变。

我根据潘姨的体质，以养君堂的开胃汤和胶原汤为基础营养汤，另给出了以瘦肉、鹅血为主的个性化调理汤方，自己在家煲用，联合起来每天饮用。再结合佛山市二医院退休杜医生的中药，进一步调理脾胃，一剂服两天，一星期服两剂。

饮用大量营养汤，使她有每天两到三次的大便排泄，一补一泻，排掉了一定的毒素，促使机体的气、血量缓慢地提升。三个月后就初见成效，连走路都开始稳当了，精气神终于回来了。

冬天是病残老人最难以度过的，潘姨用守护的办法，保营养、保暖、保气血，基本顺利地度过了病后第一个寒冷的冬天。

冬去春来，在清明节后，气温均在 20 度以上，这是调理身体比较好的天气。根据潘姨还是气血欠佳、头重头昏、容易疲劳的症状，判断其经络欠通。于是，我提议去找人帮忙按摩。于是，她每个星期都下楼去找人按摩三到四次，另外，在每次洗澡的时候，刻意擦热全身，每一次洗浴后浴缸壁边和水面上都会飘浮着一层白色的油泥。就这样坚持了半年多，目的是把体内腠理层、淋巴系统、五脏六腑的通道内积存的垃圾尽量排泄出来，进而改善体内的循环，使营、卫之气顺畅，血脉平稳。

一补一泻的中医理念，兼用了调治脾的营养汤，再加上按摩调气，排毒驱寒，终于彻底改善了潘姨的体质。她又可以随丈夫周先生上街到处走了。潘姨和家人提着的心终于可以放下来了。经过了一年多艰辛的努力，他们看到了效果，全家人总算把逝去的笑容找回来了。

2008 年 4 月，潘姨随着丈夫老周上街，一不小心摔倒在地上，挫伤了腰骨，住进医院，医生要求卧床三个月。老周来找我，讨教处理办法。这可是很难回答的问题，一个肿瘤患者，在无化放疗的情况下，伤了腰骨，其损伤的位置，很容易让癌细胞躲藏，若处理不好，假以时日，就可能发生转移。幸亏她还保持有每天喝汤的习惯，现在只能够恢复年前的营养汤量，进补好硬胶原蛋白，再配合跌打医生的治疗，才是唯一的办法。

这一次，老周确实把心吊起来了，他不敢向医生提出做肿瘤类的任何检查，只是默默地按照腰伤和头昏的病况做工作，还好，两个多月后潘姨能够出院了。

潘姨是一位勤劳了大半生的人，把自己的身体透支了，肿瘤挂在身上，还落下了气血衰弱的毛病，经常引起头昏，也多次进医院打吊针治疗。

2011 年 3 月因为头重头昏，她再次住进医院，这次老周向医生提出了做肿瘤五项和有关检查，结果乳腺癌的参考数据全部合格。对此周先生反而有点不相信，急忙跑去找医生问个究竟。医生再三说是真的，此时此刻，周先生按捺不住心里的高兴，连忙在第一时间打电话告诉我，让我也着实高兴了一把。

冷静地回顾潘姨6年来的调治过程，她应该属五行肾水旺的先天体质，这么多年的营养汤都是调理肝和心脾的，杜医生对她的治疗也是补泻相间的。换来的结果是脾气实了，气血回复到了基础水平，五脏六腑能够一如往常地运作，八脉之气顺畅，她体内被损坏的抗病自愈能力恢复起来了，经过几年体内的对抗"搏杀"，其功能终于能够有效地控制杀灭癌细胞了。

潘姨的经历也启发了我们，只要你自强不息、耐心调治，充分发挥人体的自愈功能，患癌是不可怕的，可怕的是你丧失了治病的信心。

以上的例子都说明了调脾的种种好处，特别是对癌症病人尤为重要。我们是否应该从更深层次的思考中去感悟：癌症的发病原因首先是脾胃失衡，其发病往往出现在某一个脏腑，实际上，体内里已经是一窝子的病了。为此，先调理好脾胃是身体痊愈的关键。

胰腺癌为什么没有特效药治疗呢？带着问题我请教了很多医生，其中有一位民间医生说：现今所称的"胰腺"是很重要的器官（指的是脾系），它能够影响全身。经过十多年来的认真观察思考和分析领悟，我感觉到脾系具有同步、控制、调整免疫的功能，它和人体五脏六腑都关联密切，处于一个很特殊的地位。现代的医学在早期很难发现脾系有病变，因此，也没有很好的特效药来对应治疗。经过多年的摸索和体会，我基于脾胃的运化规律，发现选择对冲脉适度按摩会有相当大的帮助，在以下各章节中也会论及。

现在的医生，包括民间医生都有用中药对脾进行前期的治疗，但是效果往往不很圆满。原因在哪里？为什么？

我个人认为，调治脾是要基本营养的，要根据出现的病机，用《易经》的理念，对摄入的营养实施损有余，益不足，也就是用肉类为主的药膳代替药物实现损有余，益不足。同时使用适当少量的药食同源的材料组方，逐步调治脾，并做好适合本人的升阳运动，方能有实质性的效果。

脾有其运化的特殊作用，但它是建立在人体内脏正常的情况下才能运化正常，这是必要的条件。我用另一种形象的比喻来解释：脾就如同身体的"监察委员会"，它有监察全身五脏六腑是否处于正常运作的功能，还有督导气血正确输布的职能，并能控制十二经络的阴阳运行秩序，调整奇经八脉气之强弱，主导全身淋巴免疫抗病自愈功能的高低。

经过大量的个案分析和研究发现，癌症的发病原因，都离不开脾系功能的变异。由此我们得到启发：抗癌工作是否应该先充分发挥"人体监察委员会"的正常功能呢？

一旦患有癌症，就像身体里面正在闹"革命"，所有的秩序全部混乱了，乱成了一锅粥。要做的工作是尽快恢复稳定，让身体痊愈，首当其冲就要脾行使好职责，严惩违纪乱法的行为，保障大众有稳定的生活环境，在这样的条件下再去治疗癌症，胜算的机会就会增大。

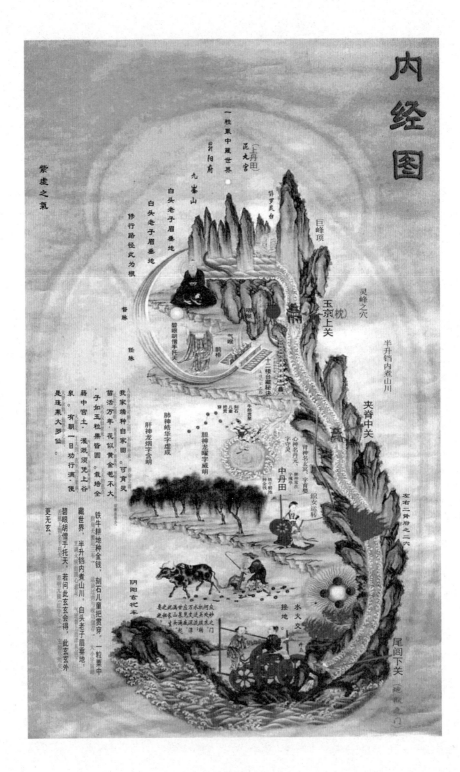

第八章　中草药浴在抗癌路上的探讨

第一节　药浴可以抑制癌的生长环境

草药浸浴作为一种传统的医疗手段，俗称"内病外治"。

我们都知道，有阴必有阳，有大必有小，有高必有矮，有畅必有堵，对治癌的过程，也应该有进必有出，这样，方向就有了。下面，就对如何让人体的毒素及时排出做一具体分析。

要想进一步将化疗的残余毒素排出来，最有效的办法是采用最古老的法子——药浴法。只有它能迅速通过人体把无关的毒素排出，当然，能够接受药浴的人也必须合乎一定的身体条件，或熏、或洗、或浴。而且，还要遵循好四时的规律来做事。

药浴是用草药煎煮出的药液来调配热水浸浴，它利用了中草药的各种有效性能，对人体的局部或全身进行有效的调理疏泄，令身体内堵塞的经络、穴位和奇经八脉有一初步的疏通，把邪气毒素通过腠里层、皮肤初步排泄，通过改善气血流通来提高化疗的效果。

恶性肿瘤往往以"阴"的方式依附在人体上，不断吞噬人的正常细胞。化疗过后，各种多余的毒素也以"阴"的模式沉积在人体的内部，按照中医文化的阴阳理论，就应该用"阳"的方法去处理它，而药浴正是应用了"阳"的模式去排毒和调理人的身体，从而在不同的时间空间里对人体进行阶段性的有效的调治。

浸浴温度一般高于人体各部位的温度，用草药浸浴的外阳环境，适时适度地把身体内的邪气排走。对"阴邪"要采用"阳泄"的方法处理，通过人的腠理层、体内的奇经八脉以及三百六十五个穴位，带走人体上、中、下三个丹田的寒、滞、冷、湿，令自身的阴阳得到一个新的平衡。

用内补外泄的办法，通过外环境的阳气升提，可以对受损、堵塞和休眠了的部位，直接改善其气血通畅的能力，进一步促进阴阳平衡，修复好病位。

癌症是人体里面气血亏空、阴阳失调引起的。用浸浴之阳，抑制癌细胞的阴邪生长环境。若使用得当，是现时抗癌较为安全的辅助方法，如果再结合康复的五调（调食、调眠、调身、调息、调心）进行药浴，则可以减少化疗的次数和剂量，倘若掌握得法，效果将会更好。

在中医中，药浴法是外治法之一，即用药液或含有药液的水洗浴全身或局部的一种方法，其形式多种多样：洗全身浴，俗称"药水澡"。局部洗浴的又有"烫洗"、"熏洗"、"坐浴"、"足浴"等之称，尤其烫洗最为常用。药浴用药与内服药一样，亦需遵循处方原则，辨证选药。即根据各自的体质、时间、地点、病情等因素选用不同的药方，各司其属。

煎药和洗浴的具体方法也有讲究：将药物粉碎后用纱布包好（或直接把药物放在锅内加水煎取亦可）。制作时，加清水适量，浸泡20分钟，然后再煮30分钟，将药液倒进盆内，待温度适度时即可洗浴。在洗浴中，其方法有先熏身后泡浴的熏洗法，也有边擦边浴之擦浴法。

《素问·玉机真脏论》曰："（病名曰）脾风，发瘅（热症），腹中热，烦心出黄，当此之时，可按，可药，可浴。"

草药浸浴作为一种传统的医疗手段，作用广泛，可分为"治表"和"治里"两种。"治表"主要指对正常皮肤的保健和患有各种皮肤疾病的治疗;"治里"则是通过对皮肤用药从而实现治疗各种内科疾病,因此又常被称作"内病外治"。

中医治疗分内治和外治,内治法服药须先入胃,然后经过胃肠道的消化吸收,根据药性、气味、形色,进入相关的经络、脏腑再输送到全身以发挥治疗作用,这就涉及"首过效应",又叫第一关卡效应。口服药物经胃肠道吸收后,由静脉到肝脏,在通过肠黏膜及肝脏时极易代谢灭活,也就是说,当药物第一次通过肝脏时大部分就会被破坏,使进入血液的有效药量减少,以致药效降低。再者,逢药三分毒,日久天长也会产生副作用,从而加重了肝脏和胃肠的负担和损害。

人体的气血大降,免疫力也大幅度降低,体内垃圾众多,肿瘤就有机可乘。人的体内就像一个城市的网络交通一样,一旦出现交通大堵塞,如果你不采取有效的方法去疏导交通,再多的内服药物又能有什么效果呢? 疏导交通会耗掉你大量的时间、人力和物力。倘若处置不当,则又会出现新的堵塞。现时有效的疏通就是建立起内环、外环的道路网配套进行分流。浸浴就像在人体内建立内外环(腠理层、淋巴组织是内环,皮肤表层是外环),加速疏通体内垃圾,使其排出体外。

草药浸浴是肿瘤患者在化疗(内攻)与外环境"内病外治"改善疏泄分流最有效的办法,它容易腾出"空间"来进一步提升免疫功能,也就是提气养血,调理阴阳,它可以减少化疗药的剂量,用最少的化疗药打败癌细胞,保证身体免受更大的伤害。

草药浸浴的原理是以外环境带动内环境顺应运转,利用药物和温度,加快把体内的垃圾及邪气排出,重修五脏六腑,它亦可以帮助十二经络和奇经八脉回归正常的运转秩序,从而保证人体能够尽快痊愈。

草药浸浴虽然属外治法,但它与内治只是在进药的方法和途径上有所差异而已。药液渗入到人体的皮肤内，通过全身或局部沐浴，直入经脉，传到脏腑，输布全身，直达病区，以调治百病，这是中华古中医几千年来治病的精髓之一。

药浴，在中国已有几千年的历史。据记载自周朝开始，就流行香汤浴。所谓香汤，就是用中药佩兰等煎的药水。其气味芬芳馥郁，有解暑祛湿、醒神爽脑的功效。伟大爱国诗人屈原在《云中君》里记述："浴兰汤兮沐芳华。"其弟子宋玉在《神女赋》中亦说："沐兰泽，含若芳。"从秦代开始，药浴就作为一种防病治病的有效方法受到历代中医的推崇。在治癌的过程中，也应在适当的时候，插入药液泡浴或泡脚，这样，就能把体内的邪气清除出去，就能创造一个人体自我修复的机会。

当人体的十二经络，三百六十五个常用穴位、上丹田、中丹田、下丹田与奇经八脉，局部出现功能严重失常的时候，肿瘤就会发生。

由于人体抗病免疫自愈系统的淹没，癌细胞就逐步地建立了它的"根据地"，严重地危害着人的生命。因此，有选择、有限度地对某些癌细胞实施重火力打击是很有必要的，把敌人的气焰和有生力量打掉一部分，有条件的就去消灭它或打瘫痪它，换取一个相对"静"的空间是必要的，从而让身体尽快回复抗病免疫自愈的功能。浸药浴的工作就是打扫战场，也就是要把全身的死亡细胞尽快清除出来。化疗后的"毒垃圾"是很多的，并且带有一些危害人体的化学垃圾。这种危害，潜伏期相当长，复发的机会每天都会存在，特别是出院后的六年之内更加要小心。所以，每个病者都必须要谨慎每天的饮食，如果能及时浸浴就能减少这种可怕的毒垃圾余孽发生变异。

现代医学设备对治疗肿瘤后的余孽是无法测定的。患者自己必须要有清晰的头脑来分析研究将来何去何从。要想尽快身体康复，就应该马上重新建立起自身的"防御系统"、警卫部队和指挥系统等，也就是要及时跟进自身精、气、神的调理，力争在短时间内，使身体恢复到一定的程度，特别是在出院后的头三个月到六个月里，一定不能掉以轻心；你必须大量地补充合适的营养，而且是适合自身五行的食物，锲而不舍地用不同的方法与残余的肿瘤细胞做斗争。

我经过十多年来的跟踪，寻访了很多肿瘤患者，对如何打扫战场、重建体内的脾系，都没有一个理想的办法。近三年来，我又密切关注中药的浸浴过程，终于发现了其中的奥秘。

上面谈到的潘姨个案，就是冲凉的时候，发现浴缸壁旁都有一层浮在水面的油泥状的垃圾，而且散发出一股难闻的味道。这个发现大大启发了我的思路，令我找到了这个属"阳"的排毒方法。

第二节　点、面调身体，大局能逆转

癌症是体内一窝子的病"因"结出来的恶"果"、其根是阴阳之气乏力不畅，原因是通道积瘀堵塞，气血亏空，牵连了五脏六腑及全身。其影响的是一个"面"，局部治疗的内用药物只能代表一个"点"，由于面与点互相影响，互相制约，所以不会有好的治疗效果。此外，由于积瘀堵塞，还可能出现用药后的积聚作用，加重了病情。

药浴是从一个立体空间去梳理病症，起到疏通修复五脏六腑通道的作用，给治疗和调理提供良好条件，把全身的垃圾逐步地排出，可以减少内用药，达到治疗局部"点"和"面"的效果。用药浴化解病"因"，用放化疗药去攻其恶"果"。倘若其空间的点、面关系处理恰当，大局就有主动逆转的条件，自然就会结出生存率高的生命之"果"，皆大欢喜。

《内经》关于人体水液吸收、输布及排泄的论述颇多，如《素问·经脉别论》指出："饮入于胃，游溢精气，上输于脾，脾气散精，上归于肺，通调水道，下输膀胱。水精四布，五经并行，合于四时、五脏、阴阳，揆度以为常也。"（水液进入胃中，布散精气于脾，经脾运化输布于肺脏，肺气清肃下降为顺，就能调水下行于肾，送达膀胱，水精四布于四肢，五经并行合乎天时，五脏循阴阳规律为正道。）这是汤液和药液为何能够迅速调理五脏六腑的最大的内因。而浸浴则能加速体内水液运化的过程，它是外因。

《素问·厥论》谈到，饮食中的水分经胃摄入后，由"脾主为胃行其津液"。通过脾的传输，上达于肺。《灵枢·营卫生会》也谈到，肺居上焦，"上焦如雾"。肺的宣发肃降通调了三焦水道，使津液通过经脉输布周身。

《灵枢·五癃津液别》特别指出："故三焦出气，以温肌肉，充皮肤，为其津；其流而不行者为液。"

这里说明了人身吸收的水液在三焦气化的作用下，其清稀者为津，布达体表起到润养肌肤腠理的作用，并排泄于体外而为汗；其稠浊者为液，注于空窍关节，起濡养的润滑作用。

此外，尚有部分津液与营气和合而化生血液，即《灵枢·痈疽》所说的"中焦出气如露，上注溪谷而渗孙脉，津液和调，变化而赤为血"，所以津液出于体表则为汗，入于脉中则为血，后世因而有"血汗同源"之说。至于多余的水液，则由下焦注入膀胱经膀胱气化，成为尿液而排出体外。

在津液代谢过程中，肾起着甚为重要的作用，在我第三个化疗进行的时候发现每晚起床的次数最多一晚八次，很多病友都反映小便次数惊人，这是肾的命门之火衰弱的表现。上焦的相火不能沉于肾水，故心肾不交，故有此象。

《灵枢·本输》曰："少阴属肾，肾上连肺，故将两脏。"肾不仅与膀胱相表里，主持膀胱的气化，而且统率三焦水腑，上连于肺，三焦是水液的道路，其气化作用亦有赖肾阳的温煦。人体水液的输布代谢，主要是通过肺、脾、肾三脏来配合三焦、膀胱二腑共同完成的。

其间三焦为"决渎之官"，专管水道，其起的作用极为重要，三焦功能失常，可致水道不通。《素问吴注·灵兰秘典论篇第八》言道："上焦不治，水溢高原；中焦不治，水停中脘；下焦不治，水蓄膀胱。故三焦气治，则为开决沟渎之官，水道无泛溢停蓄之患矣。"

但脏行气于腑，肺的宣发通调，脾的运化传输，肾气的开合蒸腾，又是保证三焦、膀胱气化功能正常的关键。

如何调理肺、脾、肾三脏的气机，我们用浸浴的办法来解决。以此促进机体的气化功能，以达到恢复正常水液化的目的。同时可以缩减化疗的疗程和剂量，能最大限度地杀灭癌细胞，迅速消除其疯长的锐气，还能够保存好肺、脾、肾的气化功能，进一步提高生存率，造就出更多的康复者。

肿瘤的另一个原因是由于人体的三焦水路不通，五脏气机不畅而积聚形成了"肿瘤根据地"。如何促进机体的气化功能，恢复正常的水液代谢是控制肿瘤或消灭肿瘤的正确理念和重要思路之一。草药浸浴可以令体内通道疏通，气血顺畅，特别是脉气通畅，还可以借穴按摩，提升脉气力量，改善阴阳之气。

我们有针对性地根据时节、病情、病区，选择好草药，煲成药液，保持水温43℃~46℃左右，结合季节和子午流注图的时辰来确定泡浴的时间，恰当地进行浸浴排毒已经被证明是可行的。

我与病友们的信息交流证明，重要的是令药液能够直接通过皮肤的毛细血管进入到体内的循环系统而产生疗效，同时又能避免药物对胃肠道的破坏，减少血液中药物的浓度，最大限度地被人体吸收，同时又可以有效地避免药物的副作用。

药浴还能实现"穴位给药"，穴位是人体经络脏腑之气与物质微量元素聚集输送和转换的"兵站"。通过十多年的观察、思考，我发现部分穴位的功效在与癌细胞的战斗中已经"弹尽粮绝"，有些已经失效，有些弃置，有些被癌细胞占领（转移）。药浴能让休眠的穴位局部温度升高，毛细血管扩张，有利于药浴中的各种药物成分渗入体内进入淋巴和血液中，通过药液的温度、压力和按摩经络穴位，提高人体的干细胞免疫力，把垃圾排出，打通淤塞通道，消除炎症，不给癌细胞生存的环境，提升自身的修复功能。

药浴对子宫癌、直肠癌有直接升温用药的功效。可根据病症组方成药液，浸泡渗入和直接用药，能减少对其他脏腑的损害，利用升温改变下丹田的寒、冷、湿、滞的环境，并把杀灭了的癌细胞于近距离排出，因此这是值得选择的好方法。

浸润性、黏液性是由细胞结构的特征命名的，提示这种癌有寄居依附的特征条件，像黄色的脓痰，由于与体液变异形成有关，所以，化疗用药效果一般，敏感度低，而草药浸浴加适度的化疗，效果就大不一样了。药浴对浸润性的癌和黏液性的癌，有重要的疏导功效，结合小剂量的化疗将会有特别效果。还能减少复发和转移，提高生存率。通过跟踪发现复发的大部分患者都存在着癌细胞转移的状况，其转移的走向都会往人体的奇恒六腑，奇恒六腑受损之后，假如继续施以化疗会效果不佳。我们发现通过全身的药浴，并对奇经八脉的有关穴位按摩，再根据天时辅以一定时间的调治后再去接受恰当的放化疗，也许情况就会大大改变，奇迹也有可能发生的。

药浴是清瘀排障，构筑通道，升温助阳，清除浸润性、黏液性的形成条件和环境，再施行对症化疗用药，药就更有效。这就是先从病因上做处理，让病因退落，病果浮出，再对病果用药治疗，既可减少化疗次数和剂量，也减少了对身体的损害，重要的是生存率有了提高，皆大欢喜。

在用草药泡浴的同时，要密切注意补充好营养汤液，防止脱水。特别是全身泡浸的时候，每隔 15 分钟就要饮一碗汤，最好采用站立的姿势饮用。

全身浸浴的时间不宜太长，大约可泡 20～35 分钟，下腹和腿脚的局部浸浴可延长至 1 小时，水温保持不变，冬天的水温最高可以调到 46 度。

浸浴后，有些人的皮肤会出现红点粒疹，或者会局部溃疡，这是很正常的反应，而且会瘙痒或渗出黄色、紫黑色的液体。这是体内的排毒现象，可以用清水清洗，贴上干的莲叶加速把毒液吸附排出，待莲叶湿透时，应该及时清洗更换。

有一个患者流了黄黑的液体长达三个月，直到创面流出红色液体的时候，便全部停止浸浴和贴莲叶，让身体创面自然愈合。

西方医学有报道说，肿瘤细胞在 40.5℃ 的环境中会自然死亡，西医精确地对变异细胞进行了细化论证，也证明了中医的药浴是相当有效的。

第三节　因果转换的参考案例

守护好"生命关键点"，护理好"湿地公园"，关注好脏腑"七传"。

1. 调治、按穴、浸脚显效果（肺癌）

2011 年 12 月 25 日，我受谭大厨（一级厨师）的委托来到广州医学院第一附属医院探望其父亲。谭伯 81 岁，是一名乡村老中医，患了肺癌，要进行化疗。谭大厨十分担心老父亲承受不了化疗，因为老人年纪过大，希望我能给予一些意见参考。

见面后，我仔细地观察了谭伯的掌纹、面相，按抚了两脚踝，观察各部的气血充盈情况，询问了解老人这次患病的经过，得出如下分析评估和调治设想：

谭伯身体素质较好，属肺金旺，需要抓住做好两个面一个点的调治：一个面是调理营养，使气血能保持一定的水平，另一个面是用草药浸脚和穴位按摩，利用脚部和腿部的"湿地公园效应"，进行废液垃圾的排放处理。通过按揉气穴，加强气血的升降功效，驱邪湿，旺气血。"一个点"就是协同医院安排适量的化疗，把病情控制住，这样一来，谭伯就可能多活几年了。

我进一步劝说他应该听医生的意见，做了一些局部的治疗；另外有些工作还是要自己解决的。回去一定要饮好汤，特别是每天坚持用热的中草药水来泡脚，边泡脚边按摩脚部穴位，并即时在现场对谭伯脚上的穴位进行了示范式指导，改变轻重和手法，对次数和时间都作了详细的说明。

对谭伯双脚上做了6个穴位的推按后，他的脸色由红变白，又从白变红，也有一定的疼痛感，疼痛过后，谭伯高兴地告诉两个儿子，肺部舒服了很多，有一股气正在往下沉降，腹部还有逐渐暖和的感觉。这就是调节人体升降后所产生的作用，就是利用八脉之气来调节人体气血的结果。但是，以后就要补充好营养，才能推按有关部位，以免在缺乏营养的状态下损伤了气血。

看见谭伯有了感觉，于是我再三叮嘱他在出院后要做好四件事，那就是每天喝好一定量的汤液，坚持做好室内室外的运动，天天泡脚和推按有关的穴位。

由于谭伯并不知道身患肺癌，我只告知他好好利用身体的自愈能力，咳嗽便会慢慢好的。由于他长期在农村生活，又懂得中医知识，体质还是不错的。再说家中的儿孙都很孝顺，在调心这方面就获得了80分，而且只打一次化疗，剂量选用低剂量，这是相当稳妥的。

我建议谭大厨和医生商量好一个方案，讲清楚家属心里的担心，希望医生能够按照低剂量来进行化疗，另外留下了两个煲汤的汤方，一个浸脚的草药方以及一些注意事项。

第三天，谭大厨的电话到了：医生同意了用低剂量来行化疗，并且已经在治疗过程当中。听到这里，我感到十分欢慰。

2012 年 2 月底的一天，谭伯的女儿来电话说："父亲已经在县医院抽了肺积水，同时打了 20 毫升的 5FU 化疗药到抽积水患部的位置上，严防控制病灶的扩大，效果很好。现在，爸爸生活方面很正常，能吃、能睡、能拉，统统都在意料之外。"此时此刻，感谢的话已经是多余的了，有此消息，我再一次感觉到无限的宽慰，提着的心也终于放了下来。

2. 四面寻病因　重结生命果（肺癌转脑转骨）

"PET - CT"（正电子发射计算机断层显像）报告全身癌细胞转移，肿瘤五项检查为何没有显现超标的数据？

2011 年 6 月经病友推荐，鹤山市鹤城镇的芳姨，用手机拍下她爱人黄先生在广州的住院状况，她把病人的图像和掌纹图像带到了小店养君堂，希望我们能够在饮食汤液和养生调理上给予帮助。

我们详细研究了他的状况，黄先生因确诊为右下肺鳞癌，并转移到了脑部和腰椎。在这之前，他已经做了两期的化疗，做了脑部伽玛刀手术，后又做了肺部切除手术。在手术后，他的身体衰弱到了极点，每天只能软弱无力地躺在床上，已经不能正常进食，感觉没有胃口，所以急忙来我店寻求解决的办法。

根据黄先生的五行可以推断他的先天体质是心弱、肝弱、脾弱、肺弱、肾弱，五行运行都处于平均线之下。他的病情是属于恶病，而且到了晚期。

对于肺癌三期患者，有经验的老医生一般会抛出一句模棱两可的话："医是九个月，不医还是九个月。"也就是说，只剩下九个月的生命，四期患者生命就更短了。

一个61岁的老人，经两期的化疗、使用脑部伽玛刀手术后再做了一个肺病灶切除的大手术，其身体内的气、血严重损耗，神韵飘忽。他的先天体质五脏都处于很弱的状况，加上治疗的损伤，对其调理的难度是相当大的。我们提出这么一个方案，就是从四个面（调食、调身、药浴、调时）做好调病因的基础工作，协助医生的治疗，令生命之果重新结在他的身上。

《难经》第五十三难："假令心病传肺，肺传肝，肝传脾，脾传肾，肾传心，一脏不再伤，故言七传者死也。""间脏者生。"推论黄先生患肺癌的过程，先后转移到了脑和腰椎，属于肺金原发性病；转腰椎属肾水阴阳失衡（肾命门火弱）；转脑也是肾阳不足，所以任脉、督脉都处于肺金寒、肾水冷的环境，无法将任督两脉之气在上丹田雾化交会，从而出现脑、腰椎的转移。

五十三难说七传者死，就是提示黄先生这个病况。因此，首先必须要提前寻求设置防守的重点。就如同有敌人入侵，为了避免被敌人全部消灭，就要设法选择山头或有利地形，对敌人进行有效的防守，不让敌人继续入侵，并选择机会消灭敌人的有生力量。

黄先生已经在肺金、肾水和脾上失守，冲脉、阳维脉、阴维脉之气机也在告急，有濒临失败的症状（病灶转移）。

养君堂团队在综合分析后确定，守护的重点必须在心火、脾土，不能有误，不然会出现"七传"的后果。用易经思维来分析：重点补心火、补脾胃。设置守护生命的关键点，从这点分析，难经和易经的思路是一致的。

十多年来，我接触了过千名肿瘤患者，发现大部分的患者，在治疗和调理恢复当中都没有重视好这个守护生命的关键点，以致亏空了真气，助长了癌细胞。当人、财两空之时，仍然两眼一抹黑，茫然无知。人体得了大病以后，在治疗和调理的过程中，必须要守护好生命点，这是中医文化博大精深的重要体现，也是中医文化的精髓。

根据分析的结果，黄先生的营养汤方是这样的：以榕蛇、黄牛肉、熟鹅血为主（此方专为黄先生配置，其他人不适用），再配置其他食材组合成了专用的配方，供其第一阶段使用。另加养君堂做的开胃汤、胶原汤、养君汤，联合组成一套适合黄先生的营养汤，每天饮用。三天后黄先生可以下床行走，一星期后可以出院回家休息了。

一个上了年纪的老人，经历了化疗、手术后的十多天里还躺在床上，在短时间内的调理是无法真正提升气血的。但是，由于手术动过病灶，在胸腔里会留有残存的癌细胞，在体内的气血回复到一定量的情形下，黄先生必须要在 7 月上旬，做一期低剂量化疗，以保安全。

经过四个星期的饮食调理，黄先生带着九气局部失常、衰弱的身躯，勉强回到医院做了一期化疗，幸亏还算顺利。化疗后，他没有像其他人一样浓缩成一锭"元宝"，悲哀地扭曲在病床上。令人感到宽慰的是，检验报告中肿瘤三项皆在正常值范围，只是还有少许的贫血，不久，他就按期出院了。

在第一个"调食"面的调理中，黄先生每天汤类饮食中的动物类肉量，合计超过两斤以上，根据每段时期的状况，适当配些食用药材进行调理。

第二个面是"调身"，结合早晨和傍晚的恢复式运动，每天坚持八段锦的锻炼，令他的身体逐渐得到了恢复。同年 10 月底的一份常规验血报告显示，所有指标都正常。连肿瘤三项报告也正常了。

在他一家人耐心、细心、孝心的调理下，精、气、神逐步回到了黄先生的身上，气血也得到了回升。

第三个调整面是药浴。为了巩固治疗效果，减少化疗的毒副作用，尽量减轻身体上的潜伏损害，我们加强了对黄先生心火、肾水的调理。结合每个星期两次的草药泡浴，力求疏通经络和气脉、排除腠理层和五脏六腑的垃圾，把逆反之气迅速理顺。

12月冬至前，黄先生感觉恢复良好。受天气影响，暂停了草药浸浴，其他调理继续坚持。由于黄先生一辈子都在粮油系统工作，还有粮店经营，所以他又回粮店帮手，开车送货、摆弄货物、结数计账，以打发时间。中午都在粮店歇息，没有回家。

2012年3月底，黄先生感觉背部肩胛骨下方疼痛，晚上睡眠不好，体重减轻。4月下旬疼痛得厉害，入院经过 PE－CT 的检查，发现有骨亮点，认为是全身骨转移，累及脊椎压迫神经，腹腔转移。但是，有一个问题困扰着医生，因为患者的原发肺部病灶很好，而且肿瘤五项检验都全部合格，没有一项是超标的。

这种状况的确难倒医生了。根据患者之前的病况分析，出院后基本上是没有机会在半年后再入院手术的，但是，通过 PE－CT 检查后，全身有很多发光的部位，这说明应该是转移了。然而验血的肿瘤五项指标却又没有超标，两项检验报告的对比相互矛盾，有违常规的病况发生了。那么，医生只能先对脊椎的压迫性痛楚做手术解除。

5月上旬，患者经过十个小时的手术，采用了固定支架加水泥胶支撑，黄先生的手脚终于开始暖和了，监察仪器显示的数据和波型，连查房的护士长都说很少见。在基本数据正常的情况下，五月中旬黄先生就出院了。黄先生的腰椎转移，去年就已经知道了，当时医生建议手术处理，而家属没有告知病人。因为根据患者肺部手术后的状况，确实难以在短期内再做脊椎手术。

第四个调整面是"调时"。我认为在短期内进行双重的手术会再次破其气血，当时已经进入冬季，手术会破坏人体的冬藏状态，风险很大。微弱的气血将会危及患者的生命，应该做的事情是静观其变，抓紧在冬天去调理自身的肾阴和肾阳，及时补住命门之火，让督脉恢复一定的元气，这才是合理的做法，以后再安排时间处理脊椎的问题。

对于黄先生的调理，我们是按照中医文化的基本理念："砭石、营养汤、按摩和草药浸浴"进行的，其效果是有目共睹的。但是，我们忽略了指导黄先生正确的休息。患者有一个坏习惯，中午在有扶手的椅子上睡觉的时候，习惯双手放在扶手上，把背后的"膏盲"穴打开了，在睡觉的过程中，寒湿邪气不断进入到体内，如此半年之后，引起了脊椎病情加重。

再者，2012年的气候有些反常，1~3月份只有5天出太阳，直接影响了人体微量元素的合成。患者在平时的饮食中没有及时添加好含钙元素食物的补充，例如毛虾和贝壳类海产品。这样，就有可能加重了脊椎钙化压迫神经的病情。

这次黄先生经历了十个小时的手术，病体受到了很大的冲击，胃口很差。在他的体内，钢钉、支架、伤口都需要恢复的时间，他的肾和脾脏都因为气血的缺少，而浑身不舒服。幸运的是他能够在适当的时候做手术，因为五月份是最适宜人体做手术的时间，这对他将来的复原是有很大帮助的。接下来，继续在营养汤上注重脾的调理，提升他自身的阳气。充足了脾气，血就相对容易养了。我们都默默地祈祷他能挺过这一关。

黄先生最后的检查有一个很特别的问题，这就是"PET－CT"报告全身转移，肿瘤五项却又没有超标，这个难题只能留给专业的医生帮忙解答了。

2012年10月份，黄先生高高兴兴地来到了养君堂，告诉我们说，他终于又能够一口气爬上五楼了，每天还能打乒乓球两小时。高兴之余，我们反复交代他不要过度疲劳，严格按照节令饮食和添衣，千万不能掉以轻心。

2013 年期间，黄先生还多次从老家赶来佛山取汤和咨询有关的健康问题，康复确实需要时间和空间。

3. 舌底癌患者的尊严和探讨（舌癌）

过"阳"治疗后的重"阴"调养。

顺德北滘的张先生，2011 年 11 月经 CT 扫描显示，舌底前部可见一软组织肿块影子，范围 2.2cm×2cm，形态欠规则，最后确诊为高分化鳞状细胞癌（类似古中医所称的舌菌），碎组织共 1.5cm×1cm×0.3cm 大，全身未发现转移症状。

我们对他的病况进行了分析，认为是风热郁毒、血热伤津所至，病者在日常生活中十分喜爱吃辛辣的东西，特别是紫天椒，每餐无它不欢，历时数年。幸运的是，他的身体素质较好，是一个经常劳动的农民，只要清热解毒、调好饮食，利用他的自愈能力，在医生的治疗下，相信能够迅速恢复体力，痊愈的可能性是很大的。

于是，他到医院接受治疗的前 20 天，不断地补充营养汤液，专用我堂介绍的中草药煎水漱舌，含漱，还用中草药来泡浴，令其上、中、下丹田贯通。特别是要沉降上丹田的相火，因其相火是不能长时间停留在上焦的，会造成上焦功能失调，影响五脏六腑的平衡。所以，他充分利用了这个时段，迅速补充了硬胶原蛋白，生气生血、托护全身，在体质上做前期的辅垫，尽量减低将来放化疗的损害。

患者的病灶是在头部区域，用符合大自然规律的中华道论来分析是乾位，乾首坤腹，既是乾卦，用八卦来分析的话，那就应该用卦位在南方并属于乾卦的药物或方法来治疗，还要符合天地之理、四时之理、阴阳之理、五行之理。乾属老阳，与"阴的治疗"

不会相融，故属"阴"的治疗是不能起作用的。放疗是一种属"阳"的治疗方法，只要把握好能量的"度"，相信其效果会更好。

2012 年春节后，他在我们的建议下，到广州医学院附属肿瘤医院接受放疗。邵主任的团队经过谨慎的讨论后，只对他分步做了 35 次的放疗，能量掌握得很恰当，这是一种属"阳"的治疗，效果相当好。担任主治的郑医生，在结束放疗后，详细检查了患者的病灶，然后惊叹地说道："阿叔，你的体质很好，经过 35 次的放疗，居然没有把你打到变形。"

这应该归功于他有 20 天前期正确的饮食调理铺垫，在放疗期间，还天天有足够量的汤水补充，百分之六十选择以沉降、滋阴为主的汤料，百分之四十的汤料是用来升阳，并多采用含有丰富胶原蛋白质的材料。这是重要的因果关系。所以，在每次放疗后，他都能吃、能睡，还经常出外去散步，身体损坏的程度较少，针对他的个案，医疗小组经过严谨的医案分析，认为基本达到了治疗效果，原本要进行的化疗也可以暂缓或取消，这是为了保障他能充分利用自身的抗病免疫自愈能力，力求好得快些。68 天以后，他只花费了近三万元就出院了，通过这一次的治疗，患者家属感悟很多，觉得在这个世上，好的医生还是占大多数的。

事后，病者家属告诉我一件令人心寒的事情，原来他们在佛山市某医院看病的时候，该院的医生曾经严肃地告诉他们，病人只有两种方法选择：其一是不切舌的方法，只能够活一到两个月；其二就是做切舌手术，只能活一到两年左右。别的路子是没有的。当时，他们觉得是路绝人亡。就在这种情况下，经过朋友的介绍找到我们，希望我们能给予帮助。

话又说回来，那个佛山的医生是说了真话，因为目前对该病的医治，的确还没有更好的办法。舌底癌的患者我亲眼见过，曾经有一个以医院为家的患者，前后在医院住了三年时间，总共花费了七八十万，最后也只能走了。

张先生是一个朴实的农民，因病致贫是无法回避的，但是，那些有医德的医生们都给予了真实的帮助，实属可贵。在这里，我诚恳地告诫人们，小心自己的身体状况，防病于未然，为自己为家庭积福荫，不要临时抱佛脚，要多看、多听、多思，一步之差就可能会失去尊严。

现在张先生终于能够回到顺德的鱼塘边了，新鲜的空气将有助于他的身体恢复。经历了 35 次的放疗和活检，身体受到损伤却没有变形，但是放射性的炎症还是很严重的。舌头肿硬，进食困难，说话不清，脸部下半部发炎肿胀等问题不断浮现出来。这些过"阳"现象需要用"阴"的方法及时去化解，其难度是很大的。营养汤和饮食都要视情况和季节随时调整，每个星期约有五个晚上用生草药敷在颈部以降解肿胀，每天都要用中草药液含漱。

另外，张先生是没有做过化疗的，故医源性损伤只在上丹田，全身的医源损伤影响很少。但是，他的心肾两脏已经受到损伤，心肾不交成了阻塞经络通畅的要道。为了有效地抑制癌细胞，每隔 3～4 天要浸浴一次，每天按摩脚部穴位，为了能够将肾气升上去与心脏相交，我们安排他每天踩日浴过的湿泥约 15 分钟，这些都是要坚持做的。通过这样的调节，能够充分调动体内抗病免疫自愈功能，这是降解病因舒缓放射性炎症的有效方法。

2012 年 10 月初，经医生复检后，发现他的病灶愈合得很好，这又是一个调治舌底癌较为成功的案例。

通过这个案例，如果从道论上来分析，我们发现我们的做法与医院对病者的 35 次"属阳"的放疗是不谋而合的。化疗"属阴"，对人体的危险三角区域的病灶是无效的。幸运的是该病者从头到尾都没有做过化疗，也就是说，对他本人来说，大大减少了医源性损伤，自身抗病免疫系统就能够在短时间内迅速恢复。经过西医快速的放疗后，原发病灶被彻底解体，癌细胞的滋长速度得到了有效的控制，所残余的癌细胞就由人体自我修复，这就是病人康复速度加快的根本原因。

张先生这个案例，在调理上必须进一步去降解病因，不断综合调治修复身体和提升自愈功能。至于以后的痊愈效果，则要取决于不懈的努力。

2013 年 1 月份，他的太太打电话来说，他现在恢复得越来越好，病位基本上恢复到病初的样子，舌下凹陷的部位已经平复，进食的障碍基本扫除，能吃、能睡、能拉，最近还胖了 10 斤。由此看来，脾的功能已经基本康复，肉已经开始长了，身体的自愈功能在体内占了上风，这是多么可喜的结果。

4. 浸浴疏解乳腺癌后遗症（乳腺癌）

在整个化疗过程当中，她不用打升白针，预后效果好！

乳腺癌与中医所说的"乳岩"、"乳石痈"相像，乳房属胃，脾胃相连，其发病是因为忧思恚怒，致肝郁气滞，肝脾两伤。一般的治疗原则是疏肝健脾，解郁活血、软坚散结。

婵姐在 2006 年期间患上了乳腺癌，在医院的整个治疗期间，她都能认真地补充好营养汤液。每天都饮用养君堂的开胃汤和胶原汤，自己还坚持使用养君堂配的汤方（个性化配汤）。每天都能在不同的时辰喝好每一碗汤，在充足的营养条件下，她顺利地完成了手术。

接下来在接受 6 个化疗的过程中，她的白细胞参数都很稳定，因此她从未打过升白针，不久就出院了。出院后，她坚持补充好必要的营养，还服用抗雌激素药 5 年，坚持每个星期都用对应的营养汤液来细心地调理自己。2011 年国庆后的一天下午，她忽然打电话来说，胸部手术区一边的手不时还出现肿胀、无力，手腕处也有肿突，胸部、背部（肺区）长时间出现抽筋式或点状疼痛。我很清楚，这是化疗过后的毒副作用所致。

我仔细询问清楚情况后，给了她一副草药浸浴方，交代好使用方法和注意事项，另外还给了她一个炖汤方，7 天到 10 天炖一次，进而调养好她的心肺功能。

五天后婵姐亲自到店致谢，并告诉我一个好消息，她各方面的症状都消失了，睡眠、胃口都好了，还特别有精神。我交代了一些注意事项，解释了出现症状的原因和解决问题的思路。

婵姐并发的基本症状是这样的，整体来看，精气神一直以来无法回升到合理平衡的位置，阴阳失调，主要的津液补充不到位，水不济火，火不生土，气化功能调整弱，无法贯通上中下三关，通关乏力。

按照一般西医的经验，化疗患者经一段时间后就会有产生转移的可能。这种机会在五年之内是无时不在的。十多年以来，我看见过不少这样的个案，其中不乏八脉之气衰弱，阴阳之气长期失衡，治疗时的损伤一直无法排除，最后引起了复发转移的人。究其原因，是在治疗的前、中、后的过程当中都没有对病因引起重视，没有做好自身八脉沟渠的清理修复工作，导致气化运行不畅。

直接地说，手术、化疗只能说对癌症的结果做了工作，看似把病果摘除了，实际上是病因未除，这里包含有医源性损伤留下的问题。

我吸取了过往的经验，用全身泡淋浴的方法，用自然药物的药性和温度驱赶邪气，并对人体的各个关节的寒湿盲区、盲点进行内驱、外泄的操作。提高关节活动位的阳气，疏通养气的八条脉，用冲脉之气调五脏，用跷脉之气贯通上丹田、中丹田、下丹田，用维脉之气护住六腑。根据治未病的"七传"思维，要提前做好防备工作。另外根据《难经》"间脏者生"的提示，用"老树头"、猪心、砭石等组方成汤来调理，与药浴相互配合，定时运动和休息，以达到阴阳平衡的目的。

2012 年 5 月，全年最好调理身体的季节到了，我再次与婵姐联系，因为婵姐还需要补充气、血。另外，还必须充分调理中丹田，令中丹田与上下丹田互相有效地沟通，祛风、祛湿和升阳，力争把化疗魔怪圈踩在脚下。还必须继续用中草药浸浴，进一步从体内排出毒邪、养出神韵，方能安全地走出怪圈，绕过迷宫，看见光明。

经过一系列的调治，婵姐的身体现在已经稳定了下来，希望她能永葆健康。

5. 把"化疗魔怪圈"踩在脚下（乳腺癌）

黄××，女，身体基础体质，五行分析，属脾土旺，2006 年 1 月患乳腺癌，有淋巴转移。

她在接受医院的治疗之前，就已经排好了提高气血的食疗课程表，并专程到广州市养君堂取汤。她每天坚持煎服养君堂的专用配制汤方，用 12 小时的专用方法来煲汤（避免了高嘌呤的析出，保证了汤液的质量，严格按照养君堂的专用煲汤工艺来操作）。

患者在接受治疗的前、中、后期的饮食都要严格遵守好饮用汤液的基本原则。其中蔬菜类就曾出现过食用九杞叶长达 9 个月，汤、粥的分量是每天 17～18 碗之多，一天的动物蛋白的摄入量保持恒定。这样，就能够迅速提高她的气血，升其阳气。

为了力争不打升白针，当时考虑的是速补气血总量，加大营养汤液，力争减少化疗后的危害。多汤、多粥，会加大人体的排泄量，不断把化疗药毒尽快排出，减少药毒在体内滞留时间过长对五脏六腑引起的损害，还可以通过大排泄，把药死的癌细胞排走，防止因坏死细胞堵塞通道引起的发烧现象。因此，在果蔬等方面都有具体的五行要求。

黄女士在经历了乳腺手术、6 个化疗和 25 次放疗后，身体已经慢慢复原，就在出院后的例行检查中，发现肺区有一团疑似肿瘤的阴影，难道有肺转移的可能吗？

黄女士的饮食和营养汤方案基本上是我设计的，并按具体情况实时调整，但是，为何她还会产生肺转移呢？

在等待三个月后例行复检的日子里，我对黄女士的感受感同身受，在漫长的三个月里，我常在睡梦中惊醒。对自己的食疗方案的考验终于开始了，我想，如果这样高质量的饮食配置都不能减少癌细胞的转移，那么养君堂的存在又有何意义呢？

我认为必须要积极应对可能发生的事情。从第三个月开始，我建议黄女士以粥代饭，提升胃气和气血的功能，不论出现任何结果，都要尽自己最大的力量，保证自身的安全。要知道，一个肿瘤患者经过九死一生的治疗，在气血还没有调整好的状况下，短期内又要接受另一个切肺手术，这要承担很高的风险。

幸运的是，最初的判断失误了，手术中取出来的东西不是癌肿，而是肺结核。我们终于松了口气，我和其家属吃了三个月的"惊风散"，总算结束了。

手术取出来的肺结核被一层黄色的胶状物包裹住，这是我们用食疗产生的效果，控制了病果的蔓延，实属有效。当时，医生不解，我们无言。

但是，以后调理的日子还很长，不能掉以轻心。两次手术后，气血尚未恢复，加上化疗、放疗的叠加伤害，黄女士生命力已经降到了底线。

由于叠加的治疗损害，黄女士的康复道路要步步小心，每天都不敢疏忽大意，营养汤液天天不断，我把无关的药物都停了，以免药物的三分毒伤及其体。身体上的任何不适都以特定的穴位按摩来解决，通经活络是每天的必修课。

2011年中秋节前，黄女士的失眠、背痛、胸闷等各种症状开始出现了，化疗毒副作用的滞后性和损伤性在数年后终于浮现出来了。经历了大剂量、多疗程化放疗后的肿瘤患者普遍会出现这种状况，其结果就是复发、转移，最终走上不归路。如果不能破解，这些现象在若干个月后，就会产生癌细胞全身转移。

要知道：18年的抗癌之路，苦心经营8年的养君堂，其用意就是尝试积累经验，寻求破解之"道"，创造新颖之"器"。我多年的孤独、痛苦、惊恐、悲哀，送走了数千病友，历尽了失败，散尽了财富，亏尽了人情，耗尽了心血，换来了另一个看待癌症的方法：敬畏地用中华易经文化、中医文化之道理，分析其源头病因，论阴阳因果，感恩才能有望破解此医学难题！

黄女士在10个月当中经历了2次手术6次化疗和25次放疗，对气血的直接消耗极大，就如同惨遭盗贼洗劫全屋一般，所累积下来的毒害，可以比喻成核弹爆炸，25次的放疗就像12级台风登陆，这必须引起读者的高度重视。然而，这些潜在的危险情况，有很多患者都没有认真地考虑清楚，往往把问题看得太简单了，完全把自己交给医院就算了事，满以为进了庙，烧点香就能化解病灾，对自己的身体没有一个系统的理性认识，那么，失败就在前面等候着你。

当"化疗魔怪圈"真正套在你脖子上的时候，就算你标出30万、100万的高价也没有哪个救世主能来摘标，你只能够带着满腹的遗憾悻悻地痛苦离去。这也是我要写出这本书的缘故之一。

黄女士在冬至前用中草药浸浴了多次，所有的症状都随之慢慢地消失了，睡眠得到了很好的改善，自身的感觉也良好。

望着她日渐红润的脸庞，我心里总算有些放心，毕竟，她用自己的意志和聪敏的悟性，一步一步地走过来了。在 2012 年的夏天，她继续用一些草药来泡浴，不断调理身体的亏损，喝够一定量的营养汤液，保持良好的心态，我们真心希望她能够脱离苦难，摆脱魔怪圈的中心引力，回归健康之路。

现代肿瘤医学统计，肿瘤患者在接受治疗后的 5 年里，其生存率不足 10%。但是，这种低的成活率究其原因，是治疗不得"法"，这一点的确没有引起大众高度深刻的反思，很多病友被癌症是绝症之论蒙蔽，死得不明不白，也无法进行积极的预防。

许多人简单地认为，病了就去医院，去医院就打针吃药，当发现无药可医时，只有束手无策。对于这种无知的怪现象，实在是令人无所适从，其实这也是大众被错误的观点误导所致。对于这一切，我从来都不敢忽视，如每天喝好必要的汤，坚持每天有一定的运动量，准确地进行经络穴位按摩，对工作量力而为，把保命保健康放在首位，这是自己最大的任务，也从来不敢"下课"和"偷懒"。

2004 年至今，我见过无数进入这个"魔怪圈"的患者，最迟半年，最快一个星期就走了，也有个别的能坚持数年，所以我把这种可怕的现象称为"化疗魔怪圈"，其怪圈的危害性席卷全球。

在民间，凡进入这个怪圈的人，被许多老中医拒之门外，这是因为他们已经进入了晚期，回天乏力了。人体自身的精、气、神都遭受了严重的破坏，大自然都难以对其复原，更何况是中药。尽管很多人都想了各种各样的办法来破解，但一切都为时过晚了。相反，对有些没有进入过这个怪圈的人来说，用极少数的中草药来煎汤药，在数年之后，一切都恢复到了正常，健康又回来了。由此可见，治疗癌症，还可以走另外的一条路，而不是都进入那个可怕的怪圈，旋进去以后，就再也回不来了。

今天，我很清楚自己同样身处在怪圈中，何时灾难来临也难以预测，唯有以防为主，坚持营养汤饮食，长年以中间康复四边帮的锻炼运动来保证健康。

对于这种现象，《灵枢》中所提示的"损有余、益不足"的思维方式提示了治癌的方向。《内经》的"言一而知百病之害"，一即是道，道即是一，道在万物中，万物的状态可以折射人体的状态。万物正常，人体亦正常；万物非常，人体亦疾病。正常是健康，异常即疾病。

以上曾经提到人体是一个小宇宙，它也是大自然的一部分。当对肿瘤用手术、化疗、放疗等手段来治疗时，就宛如是外来力量对小宇宙进行干扰，也如同大宇宙影响着小宇宙一样。对于如何能够排除干扰，令小宇宙运行正常，怎样使得人体内的一阴一阳二气和谐统一，则是我们应该去做的事情。如何顺应大自然，就成了当今易医养生的新课题。

我们用逆向思维来考虑一切问题，如何去顺应大环境，改变小环境，使小环境也顺应大自然的运行规律，那么，万物中人体的内环境也会运转正常。道理很简单，这是因为世间万物都离不开天地阴阳，这是一个颠扑不破的真理，是大自然之道也。

这样的思维启示我们选择了一种"道与器"，就是用合适的草药泡浴。制造一个自然环境的气场，对人体进行驱邪"治疗"。也就减少了魔怪圈的引力，避免了被吸进去的可能。

根据奇经八脉的功效，我们把人体内的网络想象成大自然，十二经络是江河，八脉是湖泊，两者之间能够互补互衡水量。这里说的水量，相当于维持人体健康的微量元素和气血。当江河缺水之时，湖泊能够补之不足。当天旱湖泊干的时候，江河道也能对湖泊适当补充水量。

"穷则变，变则通，通则久。"这里所说的穷，就是表达万物元素的缺失，也就是阴阳失调。调好阴阳二气，就通达全身，身体和谐了，命就自然长了。

癌细胞在体内的迅速生成可以解释为湖泊缺水造成的。严重的污染无法提供清洁的水源，或者提供的水源也是一些有害的水，连人体都不能识别的污水。在湖水严重受污染的状况下，江河也被污染了，人的免疫力急剧下降，导致癌细胞有机可乘，疯狂复制，造成五脏六腑越发失衡，癌病因此发生。

在医治肿瘤患者的过程中，放疗、化疗都会把江河湖泊的水污染，这些水源必须通过大自然式的过滤、消毒，并且尽最大的努力引入新的水源，然后才能够进入人体的内循环系统。

我曾亲眼目睹身边无数的肿瘤病患者，一个接一个地走了。人在病危临走之前的状况是可怕的，有些全身浮肿，就像一个吹胀的橡胶人一样，浑身疼痛，呼吸困难，身体僵直，脸色枯槁，五脏六腑功能衰竭，两眼木然，大小便失禁，肌肉收缩，夜叫日嚎，不得安宁。

经过我细心的观察后，发现肿瘤患者走之前都有一个共通点，这就是病灶转移的路线。由于冲脉沟通人体的经脉气血，故整个病症的走向都与冲脉的走向十分相似。疼痛的位置也是按照这条脉的走向转移，气血亏了，冲脉也萎了，失去了功能的大脉，呈现的是江河湖泊干枯的局面，大片阴阳之气失调，造成人体各个器官纷纷失衡和衰败，所谓的转移因此也产生了。

八脉中的冲脉是充养十二经气血的大脉，被古人称为"经脉之海"。冲脉与任脉都从小腹内的胞中开始循行。胞中是指丹田、下焦、肝、胆、肾与膀胱，它是人体生命之根，能够调和阴阳、调理气血，其在胸腹与各条经脉相连通，因此它可以向各经渗灌经气，使气血散布周身，串连贯通三焦、平衡三焦，同时还可以接纳各经的气血，从而统率和调节十二经的气血。

当经络脏腑气血有余的时候，冲脉便能含蓄和贮存气血；当经络脏腑气血不足时，冲脉又能给予灌注和补充，以满足脏腑功能活动的需要。人体里江河无水，则由湖泊弥补，这就是人体阴阳平衡保持健康的"易经"道理。

肿瘤病是湖泊无水调补而累积成病的。现今医治肿瘤患者采用的多是用大剂量、多次数的化疗和放疗，这是弊大于利的残棋。残存的化疗药毒不是来自大自然，对人体的医源性损伤就像人为地把湖泊的水源破坏了。湖泊的荒漠化造成了物极必反的结果，由于没有了水源，江河湖泊就只能自生自灭，变成了一片荒漠，这恰好给了癌细胞一大片滋生的温床，失去束缚的肿瘤就可以大举反击，席卷全身。以上所说的"化疗魔怪圈"就会套上身了，直到你的躯体死亡为止。

上面谈到的癌症患者的肿胀并非是一般的肿胀，而是皮下腠理层里一串一串的大小不一的肿瘤细胞组织！由于人的肺金大败，卫气运行严重失调，造成它们侵占了全身每个部位，直至病危。

写到这里，大家应该明白一个道理：身体里的植被、沼泽、树林，在杀灭肿瘤的同时，都会受到严重的破坏，今后如何令所有的器官再生复苏就是一个很大的难题。

通过用草药来泡浴，其目的就是迅速恢复人体湖泊水源的环境。用大自然的道使得自身修复，冲出魔怪圈，调好阴阳，方能和谐通关，立于天地之间，与万物一起，共同享受阳光。

6. 晚期的生命之斗（乳腺癌）

2012 年 7 月 30 日，陈女士的家人怀着沉重的心情，带着她的各项检查报告来到了养君堂，迫切希望我们能够给予帮助。

陈女士，40 岁，白领，体重 43KG，体质差，五行先天体质，属肾水，肝木旺。左锁骨区域和腰椎、髋骨等部位均有不同程度的疼痛，每天需服三次止痛药，胃口差。

病理报告和"PET－CT"报告显示：该女士所患的是乳腺浸润性导管癌，左侧腋窝一区和三区淋巴转移，同时还有乳腺内转移，锁骨下区多发淋巴结转移，肝内广泛转移，全身广泛骨转移征象，已达四期症状。

从各项检查的结果来看，患者的病情是很不乐观的，因为从检验报告上分析已经是八脉之气大败，并侵入了奇恒六腑，治疗的难度非常高。家属咨询了相关医生的意见，曾存有放弃治疗的念头。病者体质弱，更加深了治疗调理的难度。她有一窝子的病，调理是首要的工作，扼守生命关键点在脾胃。

我们开出了以蛇肉、羊肉为主，合计肉量两斤以上，加上"食材"的营养汤方，争取每天一煲，另配备养君堂的开胃汤、胶原汤，速补阳气、津液和硬蛋白胶原。

在医院里，因为患者需要转到其他科进行化疗，只有几天的空闲时间进行调理。为了在化疗前争取时间进行前期的营养托底和疏通经络，我们马上安排了对她行草药浸浴，用草药来驱赶体内的寒湿，还可以止痛、升阳和通经。

对体内另加砭石、瘦肉炖汤，补充微量元素，强化排除体内寒滞之气。在浸浴的五天里，每天泡浴升温调理两次，每次20分钟，使患者的痛楚初步减缓，睡眠逐渐转好，为未来的化疗做了必要的前期铺垫。

首次化疗在8月7日，患者行TE（多西紫杉醇）化疗方案，在此过程中胃口一般，但疼痛减少了，基本上一天服一次止痛药，白细胞三次验血都保持正常值，并没有使用升白针。

第一期的化疗，关键是保证活蛋白营养，以增强体质，有序地杀灭造成骨转移的癌细胞，以确保能生活自理。由于病者处于广泛的肝、骨转移，所以要尽最大努力，争取在整个治疗过程中不打升白针。

从另一个角度来看，陈女士的广泛性转移对骨髓造血尚未造成严重的影响，还留有继续治疗的条件。另一个较好的征兆是：由于营养到位，体现在她的身上就是月事正常，这证明了她的阳气尚存。

8月13日陈女士出院休息，根据其病况和气血运行的需要，要继续加强营养汤的饮用，一个星期后马上恢复了"草药"浸浴，小心地进行调气排毒。力求在有限的空间和时间里，保证十二经络与奇经八脉的有效互通，升提了自身的抗病免疫自愈功能，帮助提高化疗的功效。应当注意的是要加强气血的调补，如无气血的及时补充，就很难做好其他工作，也会严重阻碍下一次的化疗。

过了两个星期后，陈女士回到医院接受血验，在交费大厅中着了风寒，回家后就发烧感冒，连续五天发烧和骨痛，只能用饮食来调理，并没有去医院求医。这是因为担心随便输液的话，抗菌消炎药液的冰冷阴气就会加重骨痛转移的可能性。9月3日，她基本上退了烧，这时候才回医院住院。

9月4号患者接受了第二次化疗，用药量保持第一次化疗的剂量。在化疗期间其骨痛加重，需要用针剂止痛药。此时，她的胃口欠佳，但还是可以继续饮汤，所以白细胞尚能保持正常可控范围，无需打升白针。

在第二次化疗前的检验中，心功能7项验血报告中有3项超标（乳酸脱氢酶-317，肌酸磷酸激酶同工酶MB-29，超敏C-反应蛋白-106.10），这些数据反映，她的心脏也受癌细胞侵袭干扰了。化疗后出院当天的心功能7项验血报告中，有5项超标，但是，超敏C-反应蛋白从106.10回落至42.50，情况有好转。报告的数据提示我们应该注意调理五行中的火心，所以在她的营养汤里，加多了肉和"养君老树头"的配置，以提升心脏的动力功能，保证心肾相交，升提其自体抗病免疫自愈功能，让身体内缓慢地对心脏进行修复。

根据其病情的严重性和患者体质，应该同步调理的关键是保其阳气，任何对阳气有损伤的食物和药物，都应小心选用，以免铸成大错。

9 月 11 日她出院休息，由于神经、肌肉和骨骼都还出现疼痛，所以止痛药还需服用。经期提前了，证明阴中还有阳。第二个星期后，止痛药效过后又发烧了，按照常规：发烧应停止阳气升提，也就是停止饮营养汤。可是这种发烧，是癌细胞受药物杀灭过后，正常细胞与癌细胞正处于搏斗之中。因此要加大营养汤的量，尽快补充好营养，让正常的细胞能够快速生长，才能维持抗衡疾病的需要。

但是，往往很多患者会选择停汤，并入院化疗，以降解癌细胞的异常发炎，而忽视了连续的化疗会把全身各个主要脏腑功能都叠加损伤，阴阳气血无法及时生成抗病的正常细胞，那么结果又会怎样呢？我曾经看过一位病友发烧减营养汤，21 天就走了，他给我们留下了太多值得深思的问题。

陈女士发病的时候已经五个部位都有癌细胞了，说明其正常细胞已全部败退了，气血失存。这种情况就如《难经》中所指的"七传者亡"，只有增强患者斗志，保存信心，才可以逆转病情。

由于有足量的营养补充，所以打了化疗以后还有一点本钱（气、血）去抗击炎症。但小心保持阴阳平衡是必要的，要争取时间，换取空间，帮助抗病免疫功能提高。另外要加大营养量的及时补充，适当用止痛药来缓解发烧疼痛，用砭石、老树头、瘦肉炖汤守护君火和相火，这可能是另一条的生存之道。

在与病痛搏斗中，陈女士的月事都能准时报到，虽然增加了气血耗损，但是证明五脏六腑还是在守衡之中，也把一部分体内的废弃之物排出，有助新的气血生长。经历了 30 多天的发烧和每月的月事，陈女士每天都能基本坚持喝完营养汤，她的气血已经有所回升。

　　10 月 24 日患者再次入院，并于 30 号接受了第三次的化疗，用药量加大至 80mg。这次化疗前的发烧，是正邪相斗的表现，守住了正气，为本次化疗创造了较好的条件，同时选择了较恰当的时空概念和剂量。因此，肿瘤明显缩小，患者烧退了，疼痛减缓，精神比上两个化疗好。由于药物的副作用影响，其胃口较差，老是想反胃，这表明三个丹田都有休眠的反应。

　　我们提议陈女士用草药浸脚：用推动五行的草药组方，药水浸至阴陵泉穴处，用时约 45 分钟，水温在 40～45 度，浸时对双脚进行按摩，升温按摩推拿，促进八脉之气运化，让冲脉、维脉、蹻脉之气贯通三个丹田，让其运转正常。同时对肝、胆、脾、胃、肾、膀胱经络扶正祛邪。浸过以后，胃口、精神都恢复过来，止痛药减少了，并且可以走动了，白细胞在正常范围，不用打升白针。每天都浸、摩双脚，效果很好。

　　11 月 26 日陈女士入院计划做第四次化疗，入院前四天，她每天都用全身浸草药两刻钟的方法升阳驱邪，疏通十二经络和八脉之气，以提高化疗的功效。

　　在各项的检查中，肿瘤二项糖类抗原 153 是 54.73，心脏七项基本恢复正常，常规生化的血红蛋白浓度达 82，出现了中度贫血。于是，我们用阿胶等食材对她养血和补血，兼以补充输血辅助调升体内各有关指数。在这期间，患者的精神状态良好，整天就像病区里的"金鱼"一样到处串门，与同房病友交流心得。

　　12 月 5 日患者接受了第四次的化疗，所用的药量和第三次的化疗相同。

　　可能是输血的副作用和长期服用强力止痛药的影响，化疗后的当天，陈女士的神经性痛楚在深夜子丑时分加重了，右脚麻痛明显。这是肝胆经最旺的时段，可能是化疗药物对肝胆的异常作用，直接影响到肝经、胆经，并对右脚经络有沉降的表现。患者经过针剂的止痛和其他的药物调理去护理肝肾，数天后终于可以出院回家休息。

回家去调养是一件高兴的事，心情好了，饮食就逐渐恢复正常，喝汤也能够足量，空闲的时间也可以散步晒太阳。

每天下午用中草药浸脚，是她的必修之课。水温保持在摄氏41度到48度，浸浴按摩约五刻钟，应用人体血液二刻钟流转一圈的规律，我们利用其腿部湿地公园的效应，用一小时对她的腿、脚做好升阳工作，并对其体内的混浊之气和不良的津液进行驱邪排污，力求减少化疗药物对五脏六腑的损害，确保抗病免疫自愈功能的提升。

使用草药外治法，能够配合化疗药有效地把癌细胞杀灭，而且效果安全可靠。草药也帮助白细胞能够保持在一定的可控范围，力求不打升白针。

经过四次的化疗后，陈女士身上的痛楚，从全身范围的疼痛逐步转变至腿部和腰部神经性的麻痛。服食止痛药的频率大为减少，两天才用以前一天的量，肝区和骨的疼痛已经初步消失，可以说“恰当的”化疗药物产生了较好的效果。神经性的疼痛，往往会迫使患者继续服用止痛药，久而久之成了依赖，问题是如何才能改善这种状况呢？是否只能按某种说法那样，要终生打化疗，终身服止痛药呢？

根据长期的跟踪和本人的体会，癌病患者和骨转移的病人，身高都会不同程度地比正常人缩短。我曾在中山医二院探望一个乳腺癌转移腰骨的患者，她的爱人告诉我，她整个人缩短了四公分。我想原因是多方面的，人体有很多活动的关节，特别是腰骨关节最多，硬蛋白的缺失是一个关键原因，每个关节假如缺失变形0.5~1毫米，从上至下那么多的关节累计合加起来，相差就很大了。癌症患者缺失硬蛋白的情况很普遍的，假如转移到腰骨的话，就会在转移灶处短 1~2 公分，造成压迫神经并出现疼痛，这会严重影响患者的生活和休息，在精神上也抑制了抗病免疫自愈功能的正常运作，自然也形成了癌症患者生命的一道难以跨越的高坎。

陈女士这次就是碰到了这个高坎，于是，我建议她睡高低床（腹肌板），从 2012 年 12 月 21 日开始睡，每天的上下午各睡一小时以上，高低差先从 10 公分起，隔半月调一个级别，逐渐增至高低差达 40 公分。通过每天睡高低床，利用身体的自重，安全地把各个关节都适度拉开 0.1~0.5 毫米，使受压的关节有空间"休息"，得以补充气血，持之"宜"恒，把损坏的位置缓慢修复和拉伸。最佳时间约半年至一年，这是我自己的亲身体会，希望陈女士身上能有奇迹出现。另外在门框上装一套简易单杠，高度以平脚离地 2 公分为妥，每天吊 3~4 次，每次以手抓至无力脱手为止。还特别提示她要小心操作，吊身前后都要做好放松的准备和结束的活动，一丝也不能大意，以免造成新的损伤。

另外要及时补充硬蛋白，以利各关节修复生长。破解神经疼痛，防止身体变短，拉伸经络和气脉，把关节里的寒湿之气驱走，这不失为一个好办法。这个办法要在病况好转后方能使用，硬蛋白和气血都较充足的时候，效果才能凸显。

2012 年 12 月 27 日，陈女士从一开始用手支撑着腿部进入养君堂，到终于能像"金鱼"一样优雅地"游进"小店，这真是一件可喜可贺的大事。历经 5 个月的调理，四次的"化疗"，这条将要翻肚离群的"小金鱼"经过自身的拼搏，终于出现脉象平顺的现象。中土运作正常，胃口渐开，什么食物都想去尝一尝，可见她的精、气、神已经初步回位了，的确值得庆贺。

冬至已过，应该进入冬藏季节。陈女士的医治和调理，将道家的阴阳模式、五行模式、时空模式的道理，贯穿于具体操作中，解因治果，步步惊心。由于患者身体素质差，病情十分严重，治调难度相当复杂，其道理是适时适度做事，这是带癌生存的保障。

12 月 27 日验血结果出来了，糖类抗原 153 为 52.84，癌胚抗原 78.84，白细胞计数 4.52，血红蛋白浓度 110，数据参考表示癌细胞还存在，但贫血有所改善。

根据上述三个模式，结合 2013 年是蛇年，2014 年是马年，两年都属火年，而陈女士的五行是水木两旺，故明后两年在时空上都对她的身体康复有所帮助。但是，在今年的属水季节和明年春天属木的季节里，需要对现存的肝转移、骨转移认真地去调理，避免身体出现进一步的损害，这是至关重要的一环。如果冬藏期间肾阳失位，肾又主骨，骨髓一旦失去一季的调养，就会给明春带来无法预测的危害。此外，春为肝脉，木主筋，肝胆失养，同样都会反乘水肾，后两年是火年，必然对肾造成很大的影响。为此，今年必须要调理好肝肾，特别是调理好肾，给明后两年的调养进一步打好基础。

虽然癌细胞还存有，而且还比较活跃，所以，从点的角度来看，继续杀灭它们是有一定理由的。但是，如果从"面"的角度来分析，病者身体素质、三个模式的道理、气血数据等等都在提醒我们：陈女士应该暂缓治疗。不然的话，那句"一旦打化疗，终身服止痛药"的话就会兑现。正如一位有医德的资深肿瘤医生常常提醒人们的："小心加小心用药，别把病人打残了，不然，什么办法都无法挽救了。"这是善意的警示，真挚的告诫。

前面四个化疗已经将陈女士的正气打弱，癌细胞的锐气是被削弱了，但是，人体的正气却要时间来恢复，假如一味追加化疗，只会彻底地把自身的正气打掉，那么，邪气积聚就加固了。血和泪的教训告诉我们，正气衰弱之时，切莫继续追穷寇，只攻不养的结果就是一命呜呼！攻养兼济，平和心态，不只追求一时的结果，掌握好"带癌生存"的底线，久以时日，病邪就能去除。

　　对以后攻邪要有"度"的概念，适度和过度只差一个字，然而，就是这一字之差，往往令你抱恨终身。所以，我们利用她已打四个化疗的药效，特别是趁着第三、四次的综合药力还存有杀癌的功效的时候，联合浸腿、按摩、饮食等综合效果，留一个空间养肾养肝，继续升阳养阴，旺气血，强体质，定期监察癌细胞情况，延续到明年清明节后才考虑后续的治疗方为上策。我们把上述意见详细地告诉了陈女士，供她参考。在今后的四个月里，做好身体升阳的各项工作，努力调整好自己的心态，增强生存意识，掌握好克服病魔的知识，因为，最好的救星就是自己，努力，再努力，要生命就得靠自己。

　　经过了近九个月的调理，陈女士的生命得到了延续，但是，未来还是一个未知数，多次化疗所造成的重度医源性损伤随时都可能出现，但愿她能逐渐摆脱病痛，战胜癌症！

　　对于陈女士的整个治疗过程，虽说我不是一个医生，但也有一些自己的看法：患者是一个晚期的肿瘤病人，癌细胞已经转移到了身体的各个部位，甚至入侵至奇恒六腑的髓、骨、脉，因此，在她所接受的四个化疗中如何选择化疗药也是很重要的。择药的思路是否应该理清：是对原发病灶用药？还是选择对转移扩散部位用药？采用各占多少百分比去用药？

　　此外，在日常生活中尤其要避开寒、冷、湿的饮食，病患的家属在治疗的过程中要真正做到用"阳"的食物固本培元，升提正气之后才去接受化疗。病人在饮食中要适当地选择带有"火"的食物，也要适度食些煎、炒、烧、焖的食物，但不能过量。这样做将有助于帮助患者改善胃口，以后会逐渐减少无谓的辅助用药，这是"道与度"的体现。平时也要辅以适合自身的水果来补充维生素，以达到营养的均衡。这是一个比较理想的思路，或许会给你带来一些惊喜。

7. 调理子宫癌的体会（子宫内膜癌，宫颈癌）

子宫癌是西医的提法，而在古中医里，女科的疾病分类也是比较细致的。自古以来，女科的"石瘕、十二带症"与之描述相似，它俱是由肝脾肾三脏功能失调、湿热瘀毒、蓄毒胞宫、或肝气郁结、气滞血瘀、经络阻塞，日久积于腹中所致，还有就是女子胞宫的外来"附着物"也会导致淤血的形成。

女子每月均有月事，月圆月亏都能够影响女子的月事过程，身体的气血旺虚也决定了行月事的缓急和血量。气乃血之卫，血赖气以固，气虚则血无凭依，妇女以调经为本，盖经调则无病，不调则百病丛生。特别是断经之妇人，经血一旦停止，寒湿之气没有祛除，淤血不及时排清，胞宫就不能健康地逐年萎缩，所有的病根就会汇聚一点发生病变。诸如现代所称的子宫颈癌、内膜癌、肌瘤、囊肿等等都是这种病因引发的。女子胞宫是奇恒六腑之一，只藏不泻，其性属"阴"，只有用"阳"的治疗方法方能见效，这是古人的阴阳理论的体现，也是先人们高超智慧的结晶。

要清楚地知道，五脏安和、气血调达、冲任通畅、督带强健是女性保证健康的前提，任何一方失调，女子就不能健康成长。而保证以上四点最关键的脏腑就是人体的肝、脾、肾，缺一不可。肝属木而藏血，主疏泄，精血互化，保证了妇女以血为本的物质基础；脾为后天之本，与先天之肾相互为用，古话说："脾非先天之气不能化，肾非后天之气不能生"，其意在此，深不可测。脾失健运则不能生血摄血，肾虚精亏则不能化气司生殖等作为三脏的主要病机。五脏六腑所需的血都会流经肾脏，故肾气的盛衰对妇科的疾病调治起到了决定性的作用。在以下的三个例子中，我们可以看到子宫癌的调治是有一定难度的，一丝一毫都不能走错！

● 何女士，身体的基础体质用五行分析，属土金双旺。

2009年7月31号被检验出患了子宫内膜癌，已达三期，2009年8月5号接受了全切除手术，盆腔淋巴也一并除了53枚，其中有3粒已经发生了癌变。一周后又放疗了25次，接着进行了6个小剂量化疗。

这次的治疗过程，合并用MRI检查了4次，CT一次，骨扫描2次，肾造影2次。某些医源性的损伤已经成了不可避免的事实，出院后，大便常带血液和血块，大肠某些部位已经"熟"了。两侧的输尿管壁增厚，导致小便困难，两肾会积液，所以，还要长年依赖插入输尿管来导通尿液。治疗完后的第二个月，经朋友介绍，她来到了养君堂要求辅以食疗来调理身体，并坚信中华的古中医是能够帮助她恢复健康。

我们为她本人个性化地设计了专用的五行汤液食疗方剂，重点是调治肝、脾、肾，并设计了五个疗程的专业营养汤液，用养君堂十二个小时的无嘌呤专业煲汤法熬制，饮用调理半年后，气血恢复得很好，整体得到了提升，脸部黑气已脱，红白相现，胃口和睡眠都良好。何女士也开始恢复了信心，每天都按照本堂的养生步骤去调理，心中很宽慰。

用恰当的草药浸泡下身，是必要的调理便血的方法，另外用食疗去调治内在的淤血，令其生肌止痛，强阳益肾，温散风寒，补肝益心。

经过一段时间的调治后，我观其手掌，她的掌纹三线已经理清了，原先杂乱的纹理正在修复，但尚欠最佳的掌色。她以补气为主，兼以补血，另外，调气需要循经在脚部特定的穴位上适度点按，每天两次，一早一晚都不能疏忽，坚持就能复原。

经过几次的按穴指导，何女士掌握了某些穴位的位置和专业的手法，并作为每天的必修课去完成，数月过后，我察看了何女士脚上的各个特定穴位，发现以往肿胀的部位都消去了，穴位气血良好，并有筋膜充盈的感觉！

2012年到医院去复检，肿瘤五项、常规血液检查等项目全部正常，考虑到何女士手、胸经脉还有修复状的阵痛感，我们为她调整了饮食方案，尽量减少"化疗魔怪圈"的伤害，为此，我们又为何女士制定了一整套的草药泡脚和全身泡浴的方案，重点对肾、脾、肝、胆巩固并恢复各器官功能，为以后的健康铺平了道路。

生命已经没有危险了，但遗憾的是到目前为止，她尚需每隔半年或一年就去换插尿管，但愿随着时间的推移，她能够摆脱这种麻烦。

● 吴女士，生于丙申年，其八字为土金旺水弱，水弱受制于旺土，肾受克过甚，故整体失衡，肾阴不足，精髓亏虚，湿热内盛，蕴积成毒，湿热蕴结肝胆，下注冲任，损伤带脉，浸淫胞宫。淤血的积聚，令其伴有阴道出血的现象，血量不均，还常有血块伴随，小腹疼痛，气血虚弱，正气受损。由于气血的低下，令该女士四肢厥冷，下焦不温，大便稀溏，脉沉而数，睡眠不佳。十几年来一直没有得到很好的调养，已经是处于阴阳两虚的状态。

该女士2010年3月份被验出患有子宫内膜癌（曾抽样检查过，伤及过子宫），又不愿意接受全宫切除的手术，希望用保守的方法来调理。

我们分析过后，用相应的食疗方来调理她。一年内，她精神状态恢复得很好，还回去上班了。遗憾的是随着时间的推移，盆腔淋巴也有了癌变，导致她的右胸腔和腹腔都有了积水，癌细胞的恶化令五脏六腑的功能逐渐衰减。2011年9月的PET－CT显示，子宫后方有囊实性包块，横断面已达13.5cm×10.7cm，子宫向前移位，上焦淋巴未见异变，到医院抽积水后病情依然恶化。

出院后半个多月，一次突发性的昏厥夺去了吴女士的生命，这是让人爱莫能助的例子。也向世人敲响了警钟，切莫忽视了子宫的毛病。大凡抽样检查确认患了癌的子宫都要及时做手术处理，因为癌细胞很容易在短期内扩散到盆腔淋巴系统，进而随着血液和淋巴液逐渐扩散到腹部和肺区，从奇经八脉来分析是冲脉和维脉乏力、守恒失调，让癌细胞沿脉络走向了心肺而造成的恶果，这是一个不容忽视的环节。

8. 运用易经智慧　力破转移难题（癌的变数）

某女士，丙戌年出世，属三阳体质。2012 年 10 月发现身患子宫颈癌，心情很不舒畅。

患者是我多年的老朋友，为了让她心理上能够平和地接受病况并配合治疗，鼓舞其战胜疾病的信心，我破例让她读了养君堂的初稿征求本《求生》。病者阅读后，十分认同中华的易医思维，其家属也觉得治病必须治本，古中医的路子能够祛病养人，而且安全可靠。

在手术切除病灶之前，某女士依照我们的五行饮食建议，进一步调整了平时的饮食、汤水和三餐的营养量，每天煲汤用的肉、鱼量达 1.2~2 斤，还配搭其他的肉类若干，兼用一些药食同源的中药，组成了高营养的汤液，健脾开胃、平肝舒胆。与此同时，为了使她的下腹部升阳暖宫，还配有适量的中草药来浸盆浴，改善了她以往要服用"安定"药才能入睡的习惯。通过泡浴、浸腿、脚腿按摩经络和穴位，使其肝胆升降有序、气脉通畅，为即将进行的手术打下了良好的基础。当时，正是冬令时节，某女士的泡浴水温从 41 度一直升到 48 度以上才觉得舒服，可见寒邪已经深入了她的奇恒六腑。同年 11 月，病者接受了全子宫及左侧附件切除手术。

切除子宫后，由中山大学附属肿瘤医院提供了一份病理图文报告，资料显示：宫颈见肿物，确认为低分化鳞状细胞癌，大小为

3cm×2.5cm×1.5cm，灰黄、质硬，浸润至宫颈深肌层，宫内膜光滑，左输卵管系膜有 2cm 的囊肿，宫颈管有蒂结节。所割除的淋巴中有 1 枚已经癌变，阴道残端前后左右均有黏膜鳞状上皮呈 VAIN3 改变。

　　中山大学附属肿瘤医院的医生们是有古中医的养生思维的，在某女士手术完毕后，为了让人体得到充分的休息时间，并没有像某些医院那样穷追猛打，医院是这样安排的：先调养一段时间，然后再接着进行化疗，以防盆腔内的癌细胞转移，首次使用的化疗药物之一是顺铂 100mg，一周后在门诊追加再打 20mg 顺铂。这种阶梯式的化疗对病人将来的恢复是有很大帮助的，年纪大的患者，假如在第一次化疗后有不良反应，那么，第二周化疗就可以酌量取消，这种如履薄冰的医癌思维值得在医学界推广。

　　前面我谈到过，子宫癌手术过后，癌细胞会随着血液和淋巴液转移到其他免疫力低下的器官，40 天内必须要做一次化疗，这源于人体血液的生长周期和阴阳平衡所需要的时间。

　　由于子宫癌是脉气虚弱，心、肺、肾透支乏力形成的，手术的结果往往破坏了脉络运行的轨道，特别是冲脉、维脉的脉络被人为地切断了。在修复的过程中，内需气血的补充，外需要环境的支持（暖腹），以确保心肾相交，并留以时日吻合经脉。倘若忽视了这个重要的环节，急于去接受放化疗，在缺少气血的情形下，经络闭塞也容易引起转移复发。所以要用立体的思维去做好每一项工作，以升阳守恒、提升八脉之气为根本，筑好自身的"防火墙"，并适时对癌细胞进行有针对性的打击。

　　为了配合医院的工作，我详细分析了某女士的状况，觉得需要用大量的活性蛋白营养来调理她，时间却只有 20 天。我们通过易经的五行分析，判断了她的五行属性：属火，喜金，火旺的体质。根据她的五行，我进一步调整了她金木水火土的饮食结构，使得五脏六腑都能均衡地吸收营养，特别是加大了属"土"、"水"

和"金"的活性蛋白，如黄牛肉、鲫鱼、瘦肉、花胶、蚝豉等，并配以调整脾胃的食材，特别注重"阳"的食物，如饭菜要炒、肉要焖，这样一来，升阳就能益胃，胃气好了，脾也就能运化正常。化疗的当天，她还用肉夹馍当正餐食用。

病者在手术后间隔了半个月做第一次化疗，由于有了坚实的升阳基础，她在接受化疗的过程中出奇般地胃口不减，也没有出现呕吐的现象，头发只有少许掉落，而且白细胞参考数值基本正常，不用打升白针；只是受到手术失血过多的影响，制血功能偏弱，加上年龄的问题，故有轻度的贫血，左脚略有浮肿。

患者在经历了手术和首次的化疗后，也亲眼目睹了病区内其他病友的不良症状，进一步醒悟到要做到七分调养三分治方为上上之策。于是，营养汤成了她每天的必修课，还加大了"五调"的保健养生工作，幸运的是她长期都练功，四肢很结实，这为以后的治疗提供了一定的保障。她还坚持每天泡脚五刻钟，利用腿部的湿地公园效应来达到内病外治的目的。在平时的生活中，她粤曲照唱，依旧是朋友满堂，如果不知会他人，别人还真看不出她是一个患过癌症的病人，我真替她感到高兴。

如若从检验指标来看，原来的血常规在化疗前有 11 项是超标的，在营养汤的支持下，她化疗后的不良指标一直在下降，逐渐减少至 7 项超标，中性粒细胞的两项参考值均为正常，鳞状细胞癌抗原（SCC）达 0.6，没有超标，白细胞计数从 11 月 16 号的 9.6 一直降到 3.2，从高到低，有反复的现象，直到 12 月 25 号回复到了正常值范围 5.9。

整体来观察病者，她早睡早起，吐故纳新，红润的脸色，常人般的精气神，而且步履轻盈，这是一个可喜的兆头，关心某女士的亲属朋友们对这个结果感到非常欣慰。

除了专用的营养汤外，我还用推动五行运转、驱寒升阳的中草药来让她泡浴和浸脚，由于当时是入冬前的季节，所以，许多调理的工作都急着要往前赶，排毒的工作始终放在了首位，这可以令病者在接受后续治疗的时候有基础性的改善，并能有效地配合治疗，争取获得良好的效果。

内外兼治是古中医的精髓，故只能在调理上加把力道，一切都是围绕着天干地支进行，不能违背大自然的规律。方向一明，事情就有了转机，病邪就能逐步被驱赶，人体就能恢复健康。

春节前，某女士继续接受了第二次适量的化疗，由于上了年纪，气血偏弱，其副作用反应较大，唯一疏解的办法是每日保持饮用大量的营养汤。她的汤料配置重点是以鱼和羊肉为主，并改变了以往不吃牛肉的习惯，营养的多样化将有助于她的后续治疗。某女士坚持上午活动完后上床小憩45分钟，午休也要有45分钟的时间。在治疗过程中她的饮食、运动、泡浴做好了，各项指标就能保持稳定，自我感觉也很理想。她能做到的是：放松心态，适时泡脚，适量运动，户外散步。一段时间下来，身体基本良好，还能欢度2013年春节。

春节过后，她开始接受放疗，计划要做25次放疗和3次后装治疗。做至第5次时，大便次数增多，做至第7次放疗后，其血常规检查结果显示：白细胞4.0，中性粒细胞等出现波动的现象。由于放疗的属性为"阳"，所以我建议某女士用瘦肉煲些消炎的草药汤饮用，以降解炎症和腹泻，并能对放疗后腹腔淋巴以及病灶残留癌细胞有杀灭的作用。同时，也采用"阴"中存阳的中草药来泡浴，以减少放疗后各种炎症的出现。该类炎症复原调理的时间一般需要九个月，但是，子宫癌患者在以后的调养过程中，终身都要保持"阳"的调理为妥。

通过这个案例，我们可以得到很多的启发。胞宫是孕育下一代的"温床"，它与人体的五脏六腑有着密切的关联，子宫类的癌都属于《内经》所讲的奇恒六腑范围，所以只能补，不能泄。子宫喜"阳"怕"阴"，假如随便把这张"温床"抛弃的话，也会牵连其他脏腑出现异变。因此，在非要手术切除胞宫的情形下，就要先小心调理好五脏六腑，以防出现其他的转移病变。许多被全切除子宫的妇人就是因为这个原因复发转移而离去的，气血的减少将令人体免疫自愈能力骤减，脉络长时间无法通畅就很容易引起癌细胞转移。

手术切除胞宫后再加适度的化疗是必须要做好的工作，但能否接受化疗就要视病灶有无转移来决定，因为化疗对人的奇恒六腑的损伤极大。建议在治疗前选对日子（每月选取初八到二十二），用草药浸浴 3 ~ 7 次来改善经络运行的环境，浸盘浴或浸腿让腹部升温驱寒，并让手术损伤的脉络自愈，以保障未来的治疗效果。另外要注意的是，现在不对称的过阴治疗也包括了一些中医的用药和饮食，因此在调理中要小心选择。

癌症病人的治疗、调养都要十分小心，一旦治疗过度，往往是不能回头的。那么，我们是否应该用"手握虎尾，如履薄冰"的思维贯穿整个调养治疗过程呢？这容不得半点的轻心！

2013 年 5 月 19 日，某女士自己专程从广州乘车来佛山，把在"求生学堂速成班"学习满一个月后的成绩单（检验单）呈现在"健康沙龙"朋友们的面前，给了我们一个意外的惊喜。

结果是很理想的：肿瘤五项合格，生化 23 项全部合格，生化 31 项全部合格。病者自我感觉腹部和暖，而且睡眠很好，手术前已经停服了"安定"睡眠药物。另外，对腿、脚按摩的时候，有关穴位反映感觉良好，两脚也没有再出现肿胀的现象。大小便正常，胃口良好，一餐可吃一条斤余重的鱼，而且在开饭前有饥饿感。在日常生活中，开始以步代车，一天下来，并无很明显的疲惫感。

某女士很高兴地复述了最近医生团队的口头评语："全部结果和个人表现出奇地好，放疗和后装治疗引起的医源性损伤能够在半个月时间内初步消除的现象实属少见。按照临床经验分析，以后复发的概率极低，完全可以忘记这个病了。"众医生的评语给了病者很好的鼓励，我们也很高兴。试想一下，一个 66 岁的患者，经过自己的艰辛努力，每天不断纠正自己的各类习惯，从始到终地"恒久正道"，并最终获得了"学堂老师"高度的评价和鼓励，所给予的奖励是取消了后续计划中的两个化疗，这一点相当重要，我为她的"毕业"成果感到欣慰并落泪。

回想起某女士半年多时间的治疗，确实令我们费了不少心思。既要配合好医生团队的治疗，又要慎重合理地保持病者身体同步的修复；既要合理运用好易经智慧拿出调理的办法，又要不断按照天时地利给出合理的意见，一切都有难度。今天，我们试着把这些道理和办法与大家分享。

癌症是人体气血失衡、正气乏力、瘀毒（阴）物质变异而产生的。所以要调养正气，疏经驱邪，以达阴阳平衡。正所谓"一阴一阳之谓道"，必须要用"衡"的思维重新建立起日常生活的良好营养饮食和各类习惯，重筑身体抗癌的基石是大方向。

我们用"道法自然"的道理来观察大自然现象，就会感悟到自然的灵气。例如一棵超百年的大树能够繁茂地生长了数百年甚至更久，它的树干、枝叶每天都经受着太阳晒、风雨淋、雷暴轰、大雾养，天天经历"劳其筋骨的锻炼"，如同人一般感受大自然的高温与寒冷。当树生病的时候，则会用枯枝或落叶的方式来进行本能的调理。每年春发芽开花，夏吸阳生长，秋落叶结果，冬藏于大地，所有的落叶盖在地上，所有的阳气温暖着树体的根部，它每一天都动态地生长在"变"与"化"之中。通过这个现象我们能够观察体会到树的生长是有四季恒定规律的，所发出的信息每一年都会增加一个年轮作为时间记录，岁岁如此。那么，大树生长在地下的根部是否也能给予我们一些启发呢？如地下的根部是随着自身的树冠、树高、树身以及外部的不同环境对应地往地下深入生长和向四周扩展，并随着树身的粗细，根部也会相应地加粗。地下的树根在冬暖夏凉的环境中不断生长，它一般怕水浸，不喜欢寒冷，喜欢阳气，更喜欢适度温暖的生长环境。因此，为了迎接寒冷的冬天，它会在秋天落叶，阳气归根，并逐步停止生长，直至有适当的温度、营养和水分，它就会自然生长。相反，如果缺乏了这些条件，它就会在根部和树干上不断出现萎缩，直至枯谢和死亡。

大树在大自然中的这种生长现象，给了我们很好的启发：先人在"内经"中提到人体的奇恒六腑是否就如同大树的根部呢？这种能展示出"道与度"、"衡与恒"、"道与器"的法则能否在人体中显示出来呢？在调治癌病的过程中我们又可以得到何种的道理和智慧呢？的确，这种自然现象加深了我们对"一阴一阳之谓道"的理解，人与大自然中的生物都受到"五运六气"的影响（详述在第九章第一节），这是易经的道论。

女子的胞宫是人体奇恒六腑之一，前面谈到过，奇恒六腑只能补，不能泻，道理何在？十多年来，这个问题一直困扰着我和病友们，无法悟出奇恒六腑的重要性。然而，实践逐渐告诉了我们：要想破解癌症、规避复发转移，应该深入探究奇恒六腑，要感悟"奇""恒"六腑共同相应的原则和变化，不断做到"持经达变"。我们或许可以这样理解奇（jī）恒六腑，奇数属"阳"，要用"阳"的方法来恒（衡）定六腑（即是脑、髓、骨、脉、胆、胞宫），也就是说，这里提到的六腑是要用"阳"的方法才能恒定保持六腑的清净，六腑缺"阳"之时就要及时补"阳"。

就"恒"字来说，意义更广泛，易经中的"恒"卦也明确了天地万物只有遵循天地之道恒久不已的义理，方能立于不败之地。人们只要能洞察宇宙间一切事物的永恒规律，就可以了解天地万物瞬息万变的情况。对女子胞宫的癌变也要用到这样的思维。

为了防止日后癌细胞的转移可能，必须要守恒好奇恒六腑。在本书的很多例子中，我们会看到许多癌症病人最后是死于复发转移。这里有一个问题很重要，那就是为什么很多接受过癌病治疗的人都会复发转移呢？在其治疗过程中如何判断是否"过度"？

诱因在哪里？

所谓的"转移"是现代医学的术语，我们是这样理解的，癌病转移的真正原因是"奇恒六腑"受到了"阴"的伤害。所有令身体"阳"气受伤害的做法和药物，我们都视作为"阴"，最终的结果是身体的五行阴阳失衡，不能还原。

奇恒六腑主藏阴精于阴，地气之所生，藏而不泻，故同样要用属"阳"的方法去处理病灶为佳。除胆之外，其余五脏皆无表里配合，也无五行配属，独立运作，但都与奇经八脉有关。

在治癌的过程中，假如忽略了治疗前期的升阳保暖工作，一旦过阴处理，回阳效果失效，就像大树的树根丧失了阳气、营养和水分，在短期内人体病灶就会复发转移。因此，做好奇恒六腑"阳"的工作，就是复原身体的基本保障。

此外还要遵守好"恒道"，在坚持原则的基础上，适度及时地变通和化解问题，这就是奇恒六腑的"恒"道。对待奇恒六腑要"相敬如宾"，在治疗调养中要小心处理好奇恒六腑的特殊性，处处从它们的习惯爱好出发，要尊重和爱护它们，并以"贵宾式的待遇接待"奇恒六腑，千万不要自以为是，随心所欲做出伤害对方的事情。假如做出一些"自作自受"的事情，将来的复发转移就会追着你来的。

要感悟的是：康复的门槛需要用道理和智慧去"化"，工作做好了就"大病化小，小病化了"，那道门槛自然就会顺利跨过。

某女士在手术前用了两个星期的时间做了三方面的工作：

（1）补充以阳为主并符合其五行的营养汤，其营养量是平日的五倍，满足全身各脏腑、经脉和肌体调整的需要，让气血到位，升降有序。

（2）用能推、拉、升、降，并能消炎、驱寒和行气的中草药来让患者与大自然相合。如香茅、紫苏、长寿草、铁丝草、草果、生姜等组成五行浸浴方剂，每天浸下半身或腿，水温一般保持在44～

47 度（自动恒温），用不断升"阳"的方法令全身发汗，以达到驱邪养身、内病外治、调养肌体的目的。

这种以静"助"动，以"阴"养"阳"，以柔制刚的方法，换来病者生化 31 项和 23 项的改善，并减少了化疗引起头发脱落的现象，改善了睡眠，提升了自身的精、气、神，这是守护奇恒六腑的重要方法之一。

（3）以调理心态为主，一改过去浮躁、自负等不良的习惯，配以适量的运动，劳其筋骨，并多拍打按摩有关穴位，以"动"和"变"来化解身体存在的阴阳失衡问题。

经过了上述"衡"与"恒"的修身准备，某女士抗病的信心得到了逐步的提升，离去的心气和魂魄都"回来"了。

由于有了"恒道"修身的准备，某女士能很好地面对手术、化疗、放疗和后装治疗。但是，当做第二个化疗的时候，三天后双脚出现浮肿，连上二楼都乏力疲惫。这是心肾不交的衰败现象，也是奇恒六腑中"脉"发出了需要紧急求救的危险信号——请别再伤害"我"啦！不然，就麻烦了！处理的方法是马上调整营养汤的组合，一度延长了草药浸脚的时间，并适度增加了一节按摩的时间，逐步化解这种现象，并及时停止了第二个星期的化疗；另一个不好的现象出现在第 22 次放疗和第三次后装治疗之后，病者一天有十多次的大便，连外出运动也十分担心不能应急。这种现象是医源性损伤的表现，切不可用过阴的药去处理，一般这种情况会持续 1~3 个月。处理的方法有四个：

（1）口服一些针对性的西药来缓解症状。

（2）猪肉煲草药毛脚鸡、缠藤草和白芨汤。

（3）恢复草药浸浴，改泡半身方式，并适度延长 10 分钟时间。

（4）听一些军乐和铜管乐以调整心态，这和病者五行属性相符。意想不到的是某女士只熬了两个星期就没事了，还专程跑到五台山拜佛去了，实在令人高兴。

这次对某女士的治疗，是医生团队密切与病者和家属沟通之后才慎重地制定出这个单独方案的，它给了病人足够的调养时间和空间，体现了真正的医术与医德，通过了合适的"器"，让患者能够开心地痊愈，实属可贵。

癌症病人经过努力完成了适当的治疗，但由于身体已经受到了损伤，恢复健康有待于以后长期的养生调理。如果单纯靠检查结果来判定也是很难说的，由于现今在医学上还存在盲区，应该还有说不清楚的地方，为了安全起见，病友们往往都坚持继续修身，以巩固其治愈效果，我也不例外。

在会面当中，某女士十分希望我能给出一些心得和建议，我也是很乐意助人的。结合某女士的五行强弱和日常习惯，我具体提了两项建议以供参考：

一、修身养性，劳逸结合，动静相宜，做到"容－谦－寿"（包容、谦卑、延寿）；心中要有"恒道"，善于合群自乐，切忌浮躁。具体有四点要求：

（1）每周至少安排四天的时间去锻炼，早上用 1~2 节的时间去完成慢跑、拍打、保健操和按摩等活动，以保持劳其筋骨，令经络气脉畅通。

（2）每个月的农历初八到二十二，选择 3 天至 4 天的时间用草药全身浸浴，其余日子可以参考选择 4 天至 5 天浸腿，每年的冬至到来年的清明，如无特殊情况，应该以浸半身或浸腿为宜。

（3）多注意休息，要安排 45 分钟的午休时间，空闲时间尽量打坐养息，心平气和是首要的任务。

（4）积极参加喜闻乐见的活动，勿做寡人，勿做宅人。

二、要注重保持木、火、土、金、水的饮食平"衡"，菜市场的气场最适宜，自然食品为首选。

（1）食物的做法以煎、炒、焖、焗最为适宜，要尽量避免寒、凉、苦、湿的食物，忌过饥过饱。

（2）根据本人的情况煲好营养汤，汤是最好的养人食品。

方 1. 鲫鱼 1.2 斤，百合 30 克，淮山药 30 克，薏米 30 克，玉竹 15 克，姜 3 片（2 小时煲汤法）。

方 2. 黄牛肉 1 斤，花胶 70 克，五指毛桃 30 克，蚝豉 30～50 克，百合 30 克，雪耳 15 克，眉豆 15 克，黑豆 15 克，杞子 7 克（"12 小时"煲汤法，分两天饮）。

方 3. 水鱼 400 克，羊肉 200 克，肉苁蓉 30 克，仙灵脾 12 克，黄精 8 克，百合 15 克，淮山药 15 克，白人参 7 克（"12 小时"煲汤法，分两天饮）。

上述三方以阳气为主动力，实现推、拉、升、降人身圆运动，滋阴养身。要视乎天气节令和身体的现况，适度变换煲汤的方式（如轮着煲或单独煲），每天必须要有营养汤的补充。

这是一个好因结好果的例子。但是，如果该女士没有良好的心态，没有日复一日的泡浴恒心，没有坚持服好营养汤液，没有天天不厌其烦的穴位按摩，没有理性地接受好医院的治疗，那么，好果也是结不出来的。有了坚韧不拔的毅力，尊重源于大自然的智慧和方法，明天将会更好。

第九章　易经感悟　掘合璧之器

第一节　调治癌症为何与《易经》有关系

无论是大宇宙还是人体小宇宙，大自然的动态平衡是天地中的重要规律。

读者会发现，在本书的很多章节中都会出现一些与《易经》有关的词语，如阴阳、五行、五味和子午流注等等，还有一些有关金木水火土的论述，有旺的也有弱的，所有这一切，可能令有些读者感到有点玄乎。这不要紧，只要我们从大自然的角度去理解这一切，便会逐渐明了这些词句，并得到新的思路。

老子曾曰："道可道非常道。"人们无法对"道"有一个全面的认知，故只能循道而行之，由此不断来印证和实践。我和大家一样，到目前为止，逐步对《易经》产生了一些感悟，但这只是冰山的一角，然而，就是这一角，让我从迷茫到清醒，感触到了几千年来中华元文化是何等的深邃，令人感到无比的敬畏。

《易经》的核心内容是生生不息，从"太极生两仪，两仪生四象，四象生八卦"中可以看出，这是用数学的方式来阐述宇宙形成的原理，再由天体来看人体。人的养生离不开大自然的孕育，要想调理好人的身体必须把自己融入大自然，其中的阴阳观、动态平衡的整体观，都深刻地影响着中医的理论基础。身为中华民族的子孙，要继承好老祖宗的文化，而不是把它丢弃不顾。

2005 年我开始了自己的养生工作，从煲汤到调理他人、帮助他人癌症康复，一路上坎坷不平也没有很突出的发展。由于单凭一股热心，缺乏养生理论的支撑，没有具体的方向，没有主心骨，因此，也谈不上如何搞好养生了。在生活中，只能眼睁睁地看着一个又一个病友离去，令自己走进了一片迷茫的境地。凌乱的思维纠结在一起，日复一日，究竟道理和方向在哪里呢？

随着时间的推移，我逐渐对"易经"产生了浓厚的兴趣，易经给了我灵"活"的感悟，并在日常生活和工作中给了我许多的思路。一个"易"字介入了我的养生事业，养君堂的事业从此产生了一个飞跃。于是，阴阳平衡、木火土金水、春夏秋冬、四时寒热、天地人生都成为了大家每天乐于谈论的话题，成为了一种新的思维模式。以阴中有阳、阳中有阴的食物属性，在调理中适度讲饮讲食，运用大自然的动态之理，执著追求一种正确的方向，探究寻求康复路上的"道与度"、"道与器"、"道与恒"。以后，这一切都成为了我们摸着石头过河的行动指引，一个崭新的富有道德和智慧的新面貌出现在了我们的日常生活当中。

《易经》是几千年前的一部古典实用著作，它的内容超越了神学、哲学、科学，含义博大精深、神妙玄奥。它来自大自然，富有弹性和灵活性，大自然是活的，易经同样是活的。其智慧都在情理中得到充分的展示。易的变化在道理中发展，而道理又是从大自然中得来的。《易经》是讲一个对立统一的动态宇宙观，它内容丰富，包罗万象，无所不有。它来源于大自然，既有哲学意义，也有实用价值。大自然对人是有好生之德的，人既然是活在大自然中的生物，那么就应以易经的思维来拓展它在中西医学上的思路，它在医学养生上的延伸、寻因问果中的精髓扩展了人们的思路，也为以后如何正确面对癌症开辟了一条崭新的路子。

"癌"这个字是很多人都害怕的，形象点看来，这个字像病字头下加三座山，许多人都会谈癌色变。在迷茫的途中，只有《易经》"一阴一阳之谓道"的智慧才能完整地解剖这个难题，也只有几千年的中华文化以"孝德仁义"，以柔制刚才能做到纲举目张，并养成自我修身的优良习惯。

《易经》论述到自然界中的任何事物都有相对的阴阳两个面，阴中有阳，阳中有阴。如日有白天和黑夜，月有月圆和月缺，磁场分南北极，电子有正负极之别等等，它们既是相对又可相互转化，类似这种动态的平衡就是天地运行的重要规律。

很多人都知道宇宙是无边无际的，也用大宇宙来形容之。但是，我们或许会忽略了人体也是一个"小宇宙"，宇宙间的一切动态运行原理均在人体中得到充分的体现。天地、日月、水火、昼夜、寒暑、气血、动静、形神均抽象在阴阳当中，其中对人体影响最大的是大自然的五运六气。五运是地上五个方向（东南西北中）的气流场，六气是天上的六种气流，气候的变化跟天气和地气的交流有关。因此，自古以来，我们都把五运六气结合着来分析气候和人体内在的变化。

五运者，木运、火运、土运、金运、水运之简称也，同时也是古人类对时间的一种计算方式；六气为风、热、暑、湿、燥、寒，这是大自然中六种气的区分，六气者，也归纳有三阴三阳（少阴、太阴、厥阴、少阳、太阳、阳明），它与五运相互之间有极其亲密的对应关系，五运六气的融合，简称为"运气"。五运与六气有各自对应相同的性质，如木与风相同，火与暑、热相同，土与湿相同，金与燥相同，水与寒相同，将这些性质进行转化后，可以得到不同的气运结合类型（根据气运相同、气生运、气克运、运生气、运克气分别称之为天符、顺化、天刑、小逆和不和）。我们的"先人们"在运气学说中作了很好的解释，它既说明了五运六气的正常情况，又说明了不正常的情况（过与不及的状况），它既告诉了我们五运六气与天干地支的巧妙配合，又阐述了五运六气与万物、人之间的相应关系。"天干记五运，地支记六气"（根据十天干的顺序、阴阳、五行可以推演出某一年的岁运、主运、客运以及五运之气的太过或不及。而十二地支与六气的配合则统摄着一年的节气，如春暖、夏热、秋凉、冬寒，以此来说明不同时间气候的变化特征)。

五运六气都可以转化为人的致病因素，如木运年风气太过，则可能直接引起肝病，间接伤害脾脏；火运年暑气流行，火气太过，可能引起心脏病，间接引起肺病；土运年湿气流行，湿气太过，可能直接引起脾病，间接引起肾病；金运年燥气流行，燥气太过，可能直接引起肺病，间接引起肝病；水运年寒气流行，寒气太过，可能直接引起肾病，间接引起心脏病。因此，为了寻找人体发病的原因和规律，为了早日能攻克恶性肿瘤，为了更好地为患者服务，我们只有感悟和探究好"五运六气"方能事半功倍。

古人认为天有金星、木星、水星、火星、土星，大自然中的万物也由这五种基本物质所组成，而且它们都是变量，均会随着时间和空间相生相克，以维持大自然的平衡。这五种物质犹如日升日落一样，无时无刻不在"行"走着，故古人称之为"五行"；人类也同时认知了人体中的五脏也对应着五行，乃与大自然中的"金木水火土"相对应，此为"内因"，大自然的"五运六气"视为"外因"，又称之为"外邪"。它们直接影响了人体的健康。人生于天地之间，故有先天体质和后天体质的说法。为了准确衡量人的先天体质的好与坏，可以先根据易经学说来分析清楚每个人的五行强弱，再以物性之偏，补救人身五行之偏，结合天之六气，谨候气宜，无失病机，护好后天的体质，用恰当的药食便能调治好一个人的疾病。这就是"运气学说"在《易经》时空理论中的充分体现。

仰观天之六气，俯察地之五行。本五运六气之理，可辩草木金石虫鱼禽兽之性，而合人之五脏六腑十二经脉，有寒热升降补泻之治。天地万物，不外五行。由此可见，选择治疗癌症的药物同样离不开这个哲理。万物中的药材通过它们的五色、五味、五臭著为药性，开物成务，传于后世。

　　除了季节、环境上会出现不同的变化，人的身体在不同的时辰中也会有变化。古中医认为，人体的十二经脉的气在不同的时间里代表各脏腑的气会有兴衰交替的变化，掌握了这一变化规律能使养生和治疗的效果大大提升。十二经脉间这种气的流动变化环环相扣，紧密有序，与外界自然相互通应。古人由此总结出了"子午流注"（"子"代表阳，"午"代表阴，"流"代表阳生的过程，"注"代表阴藏的过程，子时为23点到1点，丑时为1点到3点……按此顺序排列十二地支至亥时）。

　　《易经》是从象、数、理来说"道和理"的，八卦为了很好地阐述天人地三才的道论，它有正位和斜位之分。八卦的方位中，乾、坤、坎、离是处于十字线的位置上，主示南北东西，它们属于正位。正位揭示了大自然中天、地、水、火的"天道"。在人体中，正位指的是人的精气神和平衡身体的五行原则，这个"小宇宙"离不开阳光、空气、水和食物。而兑、巽、艮、震（如泽、如风、如山、如雷），主示东南、西南、西北和东北，巽和艮属土，兑属金，震属木，它们均处在八卦中的斜线位置上，斜位揭示了"人道"，启示了人应该循道自修。在坚守"天道"的基础上，斜位就有如"器"、有"恒"、有"度"地不断调整着人体在大自然中的各种变化，特别是在治疗调理癌症患者的过程中更要深刻理解和掌握"道与器"、"道与度"和"道与恒"的基本原则和相应变化。人一旦患了恶性疾病，更要坚守正位，要用顺天而行的智慧，并用斜位修正不良行为。所谓斜位，就调治癌病而言，就是营养的调配和自身的排毒、如何选择正确的方法、如何选择医生、如何选择放化疗、如何用药、药量的控制、如何进退等等。以斜位之理修正自身偏离的方向，自昭明德地求得正位，这就是八卦的真正目的。

易经的智慧告诉我们，大自然的规律只有合理和适当之分，并没有对与错的说法；易经每卦由六爻变化生成，其内容也告诉我们，对治癌要"适才、适用、适位、适人"，那么，我们从大自然的变化中又能得到什么启示呢？易经的学问是活的，阴阳也是变化着的，因此，治癌也要灵活活动，正所谓"反者道之动，弱者道之用"，能否采用西医的放化疗或用其他的办法来治癌都要遵循道的合理和适当。

根据"损有余、益不足"的大原则，试推算一下每个癌症病人所缺盈的属性，缺火的用火性药，缺木的用木性药，如此类推，应该注意根据不同的卦位、卦序、卦象和五行去证明大自然中生命历程的多样性。所以，同一种病，在不同的季节、月分、日辰，不同的人和不同的性别、年令，所使用的药物和用量都不尽相同，这是大自然的造化。那么，在当今癌症的治疗和调理过程中，是否也应该根据不同的因素来制定好不同的"器"来完善单独的调治方案呢？

万物皆由阴阳所组合，阴阳还可以标注每个物体的属性，以方便人们了解事物之间是否达到阴阳平衡，平衡就意味着病情向好的方面转变，是好事。那么，我们就可以分析一下如今对癌的治疗和调理方面，有哪些是阳的？有哪些是阴的？如果是阴多阳少或阳多阴少的话，人体的小宇宙处于失衡的状态下还能有健康的结果吗？

一个人患病的最根本的原因是五运六气失衡，无论大病还是小病，不管是亚健康还是恶性肿瘤，这都要视"五运六气"失衡的程度来判断。有了这个理论基础，我们就能洞察发生癌变的缘由，中西医共同努力克癌就有了正确的方向。

综上所述，人体是一个小宇宙，同样离不开自然的规律。人患上了恶性肿瘤，就是违背了这种自然的动态规律所产生的，于是，如何解决恶性肿瘤就有了相当明确的理论依据。我们用大自然的阴阳模式灵活地去处理疾病，以天地合其德，以日月合其时，以四时合其序，春养生、夏养长、秋养收、冬养藏，只要不背离大自然的规律，根据不同的节令去调整养生的原则和功能，那么，再复杂的问题也会迎刃而解。这种思路就是我写出本书各章的缘由，这是否为当今治疗癌症拓展了另外的一种思路呢？从而能纠正当今一些不对称的"过阴"的调治癌病模式，这将是患者之福。

为此，我们应该十分敬畏中华先贤们创下的《易经》理论，它点燃了患者心中的明灯，照亮了医患今后努力的方向。在中华圣典《易经》智慧的启发下，就能逐步升华思想。若再能"上善若水"、"柔弱胜刚强"，依道而行，那么，距离癌症可控、可防、可灭的日子就已经不远了。

第二节 一个"阳"字照亮了调治癌症的道路

水为阴，火为阳，阳为气，阴为味，阴代表的是有形的东西，阳代表的是无形的能量。

调理好人的疾病必须要"阴阳平衡"，一个患了恶性肿瘤的人缺少的往往是"阳气"，如何迅速提升阳气就成了癌症患者驱邪气的首要任务。

易经强调的就是一个"阴阳"平衡的问题，宇宙万物的动态变化是"阴阳"的本质，阴多需补阳；阳多要补阴。在癌病的整个治疗过程中，要密切注意治疗当中的"阴阳"是否平衡。过阴的治疗就选用阳的方法去调理，过阳的治疗就选用阴的物质去调治，如此一来，阴阳便会达到平衡，平衡之时，再恶的疾病也会得到抑制！

得了癌病的患者，自身的精和气（阴和阳）都处于严重失衡的状态，这就需要加强升阳工作，同时平衡好人体的阴阳。由于精气之间相互滋生，相互促进，又相互制约，从而使人体维持着阴阳平衡，使五脏六腑运化正常。

《素问·生气通天论》写道："凡阴阳之要，阳密乃固，两者不和，若春无秋，若冬无夏，因而和之，是谓圣度。故阳强不能密，阴气乃绝；阴平阳秘，精神乃治；阴阳离决，精气乃绝。"患癌之人，五脏的阳气已经不处于秘藏的状态，也就是说，阳气受损疏泄过度，急需对五脏迅速补充阳气。补阳的同时，阴的物质也要及时补充，以求补阴适中，求平图安。

我通过许多年的调理实践，感悟到调治癌症的确不是一件容易的事。其实，三才分天人地，三焦分上中下，人的丹田也同样分出上中下三个丹田，但是，它们都是相连的。从宇宙混沌之初演变到今天，任何事物都有一个"开始、中间、最后"的过程，这从八卦生化而成的六十四卦象中也能反映出来的。人体内发生癌变也离不开这三步，因此，我们应该区分好癌症三个不同的阶段，再用整体的观念去调理患癌之人，并且分别对应，做好病灶的轻重攻补工作。

经验告诉我们，不管你的病况到了何种阶段，"养心护阳"是必须要做好的大事情。特别是对癌症病人尤为重要，许多癌症病人复发转移往往是因心力衰竭而亡的。所谓"养心护阳"就是修复起刚健柔顺的心理素质和健康的体质，做到能顺应自然地循道守恒，这是十分必要的。

"心"为人体之君，其卦属离，其性属礼，其象为火。火为阳，此乃统率人体抗病的最高指挥部，阳气的高低，正气的存失，全靠"心"这个主要的枢纽操控。心脏若健康，脾胃会安康，五脏能平和。

读者从第八章第三节里可以感悟出来，细细斟酌。患者的初期、中期与晚期要做的工作是有很大差异的，这一点，大家要密切注意。

对于癌症初期的患者，因为其正气尚存，故用药急攻是可以的，而中期的患者，则要攻补兼备，切莫过量用药，能否用西医的放化疗或中医的以毒攻毒治疗也要视其情况，恰当行之，应该步步设防，方能安全抵达彼岸。

对于晚期的病人，因为正气日久消残，故在接受治疗前，必须用食补或药补先把正气补回来；升阳益胃是首要的任务，"阳"的调理成了当务之急，无论是用药还是食物，都应该尽量避免用寒凉的东西。倘若正气受伤不能运化，身体的抗病免疫功能日益衰弱，那么，恶性肿瘤就会越变越大。故晚期的病者在阴阳失调的状态下急着去接受各种不对称治疗的话，往往会令正气彻底衰败，以致一蹶不振、命丧归天。在此，我们十分感叹"九分养一分治"的古思维是多么的正确！

《医宗必读·积聚》也谈到："初者，病邪初起，正气尚强，邪气尚浅，则任受攻；中者，受病渐久，邪气较深，正气较弱，任受且攻且补；末者，病魔经久，邪气侵凌，正气消残，则任受补。盖积之病，日积月累，匪夷朝夕，所以去之亦当有渐，太亟伤正气，正气伤则不能运化，而邪反固矣。"明朝李中梓对治积也有独到的论述："余尝制两积之剂，药品稍峻，用之有度，补中数日，然后攻伐，不问其积去多少，又与补中，待其神壮则复攻之，屡攻屡补，以平为期。此余得之诀，百发百中也。"古人对调治积聚已经总结了许多经验，每一个患者都应该细细斟酌古人之名言，得其益处，终身享受。这种经验是否也能够纠正当今不对称的治疗呢？对于晚期的癌症病人，我们还能多用寒凉之物吗？阴的治疗是不是晚期病人的大忌呢？正气的产生是否需要"阳"的食物、"阳"治疗、和属"阳"的药物呢？所有的问题都会汇集到阴阳平衡中来，因此，每一步都应该斟酌清楚，三思而后行。

在治疗和手术前的食疗就是为了进一步补充人的正气，正气足方能正常运化，"待其神壮则复攻之"方能逐步祛除病邪，人体才会恢复健康。

本书的前三章，就是我缺乏阳气所造成的后果，在住院期间，阴多阳少的局面控制了日常的治疗和生活。虽然医生们本着慈悲为怀、治病救人的想法耗尽脑汁想办法，希望上天能够给我第二次生命，但是，阴阳不平衡的恶果还是不断地发生和演变，最终导致我横在床上，奄奄一息。许多病友无法平衡阴阳，于是就只能悄然离去，他们带走了许多的遗憾，留下的是更多的无奈！

要换个方法看待癌症，就是要用提升"阳气"的方法去对待癌症，用易经的阴阳理论去统领整个治疗康复的过程。平衡了阴阳，就能获得必要的能量去抗衡恶性肿瘤，这是唯一通往痊愈的道路，是中华先贤几千年来智慧的结晶。

我在住院期间，不断地到院外走动和晒太阳，到园子里面去踩鹅卵石头，都是为了尽快升起自身的阳气，平时的食物也是用来升阳的，有了正确的营养汤液的配合，就能升起已经丧失掉的阳气，这是祛除病魔的好办法。提升抗病免疫自愈能力的另一种说法就是要提升自身的阳气，对于癌症来说，无阳必败！原来阴虚体质的人群，在患了癌症之后，阴阳就发生了转变，阴虚也变成了阴阳两虚，所以说，升阳滋阴就成了必修课程，忽视了易经的"阳"就会带来终身的遗憾。

"阳气"按功能在人体拆分开来就是所谓的九窍之气，元气、宗气以及营气和卫气。有了它们，人就能阴阳平衡地平安生活在大自然中。

在本书的第四章中，重点谈到了对人的阴阳调理，我们用营养来对应阴阳，用合适的五行营养来进行"五调"工作（调食、调眠、调身、调息、调心），所贯彻的都是一个"阳"字。如果说一个"阳"字是调理癌症的方法，那么，五调就是其方法中的分支；"阳"就像一棵参天的大树，"五调"就是大树的枝丫，树叶接受大自然的阳光，通过光合作用来滋润大树的成长，树根也由于吸收了大地的营养才能让大树郁郁葱葱。其道理也完全符合人体的生长，小宇宙服从大宇宙。

在本书的四十一个案例中，你可以看到缺"阳"后的人群是如何挣扎和搏斗的，他（她）们在治病的过程中都离不开一个"阳"字。正所谓万物生长靠太阳，其意之深，切勿忽视。患者们为了延长寿命，早日脱离苦海，每一天要做好的事情就是吃好、睡好、拉好，所有的一切都是为了提升阳气，获取最佳的能量来抗衡病邪。"阳"统领着世间万物，赋予了大自然一切生物以生命，人生有形，均离不开阴阳，从《内经图》上我们也可以感悟到大自然的奥秘，很多患者就是上、中、下三个丹田在缺阳后，逐渐减弱了气的运化功能，以致瘀毒聚积成癌，因此，用草药浸浴来修复丹田的运作是我们主要的修复方法之一。

人体的十二经络按"易"的思维也分为太阳、阳明、少阳；太阴、厥阴和少阴，心脏是经中的太阳，它与奇恒六腑的脉一起统领着其他的经络，也再一次显示了"阳"的重要性，它们源于《易经》中的四象。阳守卫于外，阴守卫于内，机体内二气平衡协调，身体就健康无疾，精、气、神就能够扼守得住。

对癌的感悟来自本书的第五章和第六章，通过了自身的体会，也通过了无数逝去病友的嘱咐，我在这两章里作了一定的阐述。许多过阴的治疗是引发生命严重乏力的原因，该如何大幅度提高"阳"的治疗是当今治癌的研究方向。

许多选择了不对称过阴治疗的人群，或者自身阴多阳少，倘若阳气不能回复，阴大于阳，当任何扶阳的手段都无效的时候人就会过早离开人世。

"阳"的应用详细论述在本书的第七章和第八章，为了配合升阳的工作，第七章中分别对化疗提出了一些不同的看法，也对一些化疗药物的合理使用提出了一些建议。对升阳的主要器官——"脾"提出了新的看法，也刷新了"治癌必须先实脾"的新概念。

　　第八章中，我们参考了"热疗"的思维，提出了用药浴的方法升阳，来辅助支持治疗癌症，通过了不少患者的使用，效果的确不错。

　　请大家仔细地分析一下，放疗也是治癌的手段之一，却比化疗的成活率高。为什么呢？因为放疗和热疗是属"阳"的治疗手段之一，关键的问题是如何掌握好"度"。这要求在治疗的过程中不能过度地伤及到其他的器官，肿瘤可以打小它，但未必要彻底消除它；当自身的免疫力有足够的能量来消灭残余癌细胞的时候，就应该适度地收手，任何过量的疗法都应该避免。当然，做好这一切"阳"的工作必须还要有"阴"的配合。

　　如果病人接受了过"阳"的治疗后，又如何用属"阴"的调理方法来平衡阴阳呢？

　　前面第八章第三节中提到舌底癌的个案，就是一个很好例子。张先生接受了属"阳"的放疗 35 次之后，我们就开始调整思路，用阴阳模式对他的病情进行调理，所采用的方法属"阴"，"阴"的方法虽说不能治疗阳位置的病灶，但可以调理和解过"阳"的结果。如当初出院的时候，为了能够迅速减轻放射性炎症，我们用新鲜的长寿藤和五行草在临睡前铺敷其颈部，白天兼用这两种草药的液体去含嗽口腔。用"阴"的物质去消解过阳的残留，同时，每天踩日浴过的泥浆来进一步通经活络，阴阳平衡后病灶就逐渐向好的方向转变，张先生通过坚持不懈的努力获得了很好的回报，病灶的一些痛楚已经逐步减少。当然在调理的过程中也离不开活蛋白营养的支持，用脚上穴位按摩和浸脚实现通经活络也是必要的手段之一，现今张先生的身体正在康复当中。

　　通过张先生的案例，或许我们可以用中华的道论来推断一下其他头部肿瘤的治疗方法是否也可以照此去平衡阴阳呢？如腮腺淋巴癌、舌癌、喉癌、鼻咽癌、脑瘤等有关的癌变，是否都要用"阳"的治疗办法去操作，用"阴"的方法去调理方为上上之策呢?

乾为天，头为上，人体的阳经均聚集在头部和面部，这也就是头部相对身体其他部位不怕冷的缘故。需要谨记的是：乾坤自相错，阴阳要平衡，五行调理对，祛病方能活。

通过上一章某女士患癌的案例，我们更加清楚地了解了人的奇恒六腑的重要性，这种以"阳"为本的理念贯穿了治疗的全过程和痊愈后的终身调养，许多患者和家属往往会忽视这个概念，以致容易复发转移，由此可见，我们要高度重视奇恒六腑的保养，才能防患于未然。

在治癌的过程当中，"阴"过则阳补，"阳"过则阴补，围绕的中心就是平衡阴阳，用心脉之阳与肾脉之阴相交的思维来密切注意奇恒六腑的变化，再配合西医适度的放化疗，这或许就是调治当今癌症的好办法。

第三节 展望中西治癌方向的《易经》应用

《易经》是一种建立在宇宙万物一体上的理论，按照中国学者的论述，它的五种模式（阴阳模式、五行模式、时空模式、八卦模式、圆周十二次模式）高度概括了宇宙间的动态运行，是世界上独一无二的基础理论体系。

据了解，易学对中医理论体系的影响源于战国、西汉时期。《黄帝内经》就是这个时期的产物，它运用了"易学"的思维。《神农本草经》对药提出的四气（寒、热、温、凉、）、五味、升降沉浮的中药学理论都来自易学的精髓。

几千年前的古中医给中华民族带来了长久的健康，虽说历史的原因失传了不少经典，但其依然光彩照人，这是中华民族的骄傲。特别是前三种模式，更引领了医学的大方向，要想攻克治癌的世界难题，必须依靠天、地、人一体的关系，密切运作好以上五种模式，以此为纲，方能见效。

西医也是近两百年来传入中华的一种极为严谨的医术，它细化了人体的各个器官，具体分析了人体内的各种化学变化参数，现在西医的诊断更多的是借助先进的医疗仪器设备和实验室做出对疾病数据精确的判断，用手术和放化疗祛除病果是西医的专长。但是，要清楚的是，仪器可以定量，但不能定性，最终对人的疾病是需要定性的。这就需要用人的大脑凭易学的道理和智慧直观分析，结合天体的五运六气才能寻找出病因，将来中西医合力进步的思路就在此处。我们期望中西医能够很好地联合起来，特别是对癌症的治疗更要携手共进，用易经的阴阳理论来具体分析好每个癌症病患者的状况，不同地域的人有着不同的治疗方法。在几千年前，中华先贤就提出了"不治已病，治未病"的易经思想，并综合地提出许多医治疾病的总体思维和具体做法。崇尚自然，因果对应，五行生克，探究奇经八脉，奇恒六腑，在当今癌症调治中具有很实际的可操作性。《易经》也告诉我们："先天而天弗违，后天而奉天时。"为此，我们敬其道理，不断探索，再联合西医化疗、放疗、手术等快速见效的治果之器，相信逐渐就能结出"天弗违"的康复硕果。

例如一个患了肝癌的病者，假如不注重营养的补充调理，忽略了阴阳平"衡"和奇"恒"六腑调理的持久恒心，只追求手术，或介入，或放化疗，或冷疗和生物治疗等手段，那么，在不久的日子里，他又会变得奄奄一息，理由是"不治之症"？！

用"易"医的理论来分析，肝癌患者是肝胆阴阳失衡引起的，如果他接受了许多"过阴"的治疗，那就会伤"阳"过甚，冰冷的化疗药液用易医分析为"阴"，其卦性为坎，阴水不能养肝，故是不会得法的。肝癌的治疗是否应该先确认好病者的五行强弱关系呢？对该病要实施"损有余、益不足"的调理方法，这是大方向的问题，希望不要走错。在治疗的道路上，选择扼守哪一个生命关键点成了至关重要的问题。来自《内经》的一句话很明确，"治肝须先实脾"，这也是"七传"之隐意，其言之深，令人回味，也就是要扼守好脾胃，要正确使用易经的阴阳理论来实施之，万不可只用"纯阴"的治疗手法去伤肝，避免不必要的麻烦。

　　倘若该患者能够在接受治疗前认真调理好心肺功能，暖好肾阳，调好脾胃，用易经的思维去处理好每个问题，那或许就改变了不治状况。一个患上肝癌的人，多数是在子、丑两个时辰没有休息好，长年累月下来致病的。子时是胆经最旺的时辰，丑时是肝经最旺的时辰，它们分别称之为甲木和乙木，人没有在该时辰进入睡眠，那么，血就不能养肝，明日就不可能有足够的阳气去维持一日的能量，日复一日，随着阳气的低下，人的气血就不断下降，直至在肝区发生恶性肿瘤。这样，扭转不良的日常习惯就成了首要的任务，要顺应大自然的规律去生活和工作，逆天而行则容易百病缠身。

　　病因找到了，接下来就要根据各脏腑的属性去处理一切工作。在整个治疗过程中，应该用西医的高科技仪器监控着每个疗程的参数变化，对肝脏只能用疏泄的方法和养肝平肝的药物去和解，任何直接损害的行为都不会有很好的结果，就算换肝也是一种无奈的短暂的行为，如果不巧，肝的病灶就会传到脾胃，以后再传到肾脏，最后就死于腹腔积水或肾积水，全身发肿，导致心力衰竭，无力回天。

　　在治疗肝癌的过程中，假如用易医的思维贯穿中西，将会出现崭新的局面。用阴阳的理论指导好每一步的医案，用"阳"的概念补充好活蛋白的营养，对肝脏既用保守的治疗，也要用到西医属"阳"的手术和疗法，再对其他的脏腑进行调理，采用类似"围魏救赵"的思路，如肝木旺时可以对心脏用三成的力量，对脾胃要用四成的力量，其余对肺金用三成力量才能一起调理好肝脏。

所谓的力量就是使用恰当的营养汤组方，去升降三个丹田的八脉之气，从而运通人的宗气和元气。这就是先人"不治已病，治未病"的先进思维，其实用性在此案例中得到了充分的运用。

最后要重复的一点是：任何对人体的治疗都要有"时空"的概念，何时手术，何时化疗，何时服药，都要有一个"易"的准则，而不是取决于病床的多与少，或者是人为随意的编排。如何用天时来掌握好病者气血的旺衰来适应治疗，成了当今的问题。大自然里，大海有潮汐，在每个月里都会潮涨潮落。人体里的气血同样会随着时空变化而变化。要知道的是，在没有接受治疗之前，人体的气血有强与弱的两种状况，但在血检报告中都会出现同样正常的参数。然而，在接受治疗之后，气血偏强一方的成活率却远远高于气血弱的一方，这就是"阳"的强弱在起作用。

在本章第二节的开头提到："水为阴，火为阳"，这六字"易诀"其意甚深。"金木水火土"囊括了世间万物，而万物又皆能分清阴阳，阴阳与金木水火土的关系同源又密切相关。癌既是难摧之物，其象属"金"，火能克金，这就是"阳"能治癌的精辟论据，未来的治癌之器就是一个字——"阳"，它贯穿了本书的终始。

本书中求证癌病果的成因分为两种方法，一是按照大自然的哲理去求证，包括天地之理、四时之理、阴阳之理、五行之理等，这就是中华的"道"论；二是西医的"实证"论，必须借助显微镜和各类分析检测的医疗设备。

执果求因是我们的追求，要的是两种方法的联合，相信在未来的医学领域中，"道"论和"实证"论的合璧将会成为探讨癌症病果成因的新方法，这也是本书的中心思想。

中西医道都各有所长，应该各施所能，双方要有原则地贯通应变，和谐包容，要敢于承担责任，就是所谓的"圆通"；倘若以"圆滑"的做法来合作，只能在歧途上越走越远，"滑"就是相互推卸，避重就轻。因此，我们要"持经达变"，用中华元文化来统领我们的思维。必须行动起来，搞好环保，保护好大自然，保护好人类生活的地球。与此同时，作为华夏儿女，我们要把中华文化发扬光大，把古先人的聪敏智慧认真系统地学习和研究，并继承和发展。中华先人创造的易学思维方式和行为方式是基于对宇宙天地自然万物与人类自身关系的系统观察和规律总结。所以，在学好《易经》的同时，中、西共同努力，积土成山，积水成海，本立而道生，合璧之器必然能够铸就出来，那么，在中华大地创造出治癌的世界奇迹就有望成为现实。

当你疑似一个癌症患者的时候，请参阅我的七点感悟：

感悟一：（参阅有关的案例）癌症，每一个人都不愿意碰到，但是，真正不幸降临的时候会有履霜坚冰至的感觉，此时只能积极地去看待癌症，要顺乎天而应乎人。首先，要与身边的亲友相互沟通，不要随便隐晦自己的病情，因为亲情和友情能够舒缓你紧张恐惧的心情。另外，熟读本书的内容后，也许会给你一些帮助。此外，要树立起不屈不挠的抗癌信心，建立起健康的信息渠道，加强对称的信息交流，方能使自己心态平和，头脑清醒。

要随时正确分析自己身体的"立面素质"处于什么状况，如胃口、睡眠、大小便等的变化。在日常生活中，能够时刻保持身体各功能的正常状态是十分有必要的，这也是监测癌病是否恶化的重要根据。

感悟二：（参阅第四章）运用好"五行"模式，制定具有五味的正确饮食。大量补充属"阳"的营养，调节好阴阳。升提气血是每天必要的工作，铺垫好营养是接受治疗前、中、后的重要任务，尽量避免去做"人在天堂，钱在银行"的蠢事。正所谓"一阴一阳之谓道，乐天知命顾不忧"，有一些病友在医院会清清楚楚地离去，也有一些病人能够糊糊涂涂地活着，要牢记的是："孤阴不生，孤阳不长。"《易经》的"适可而止"和"无为"的智慧能够给人们一个很正确的启示，那么，你要做哪种病人呢？

感悟三：（参阅第七章）多到几家专业的专科医院去初步验证和咨询（别忙着去做穿刺），如果年龄、体质、经济等条件都不具备手术或放化疗的时候就切勿随便去做穿刺。此时此刻，你是否可以选择食疗和药疗的天然养生等方法去调理病情呢？也许可能会出现奇迹。

对于现时的医学水平来说，当检验到是癌症的时候，基本上都是处于中、晚期的状态，表面看来，治疗的选择以"手术、化疗、或放疗"为主。但是，在"利"字当头的环境里，医院和医生都存在"十个手指有长短"的现象。对于如何选择符合自己的医生，尽量规避风险损失，则需要与医生多交换病情，多加以沟通，多用慧眼看待自己，了解对方。这样，个性化的治疗才能定位到自己的身上。如果要动手术，那就要把握好自己的器官，别把能用的器官无故切掉，那可是爹妈所赋予的东西，脏腑的各器官在人体自愈和康复过程中的作用将会相当大。

化疗是导弹式的功力，见好就收，务必百倍小心。放疗要注意自己的感受，别以为越多越好。掌握好"道与度"的分寸，要清楚适合自身条件的治疗才能使你获得更好的效果。

感悟四：（参阅第五、六章）癌症是慢性病，在治疗和调理中都要掌握好轻重缓急，身体需要时间和空间来调理气血，尽早提高自身的抗病免疫自愈能力是康复的关键。

感悟五：（参阅第四章）回归自然，纠正不良的习惯，"恒"定修身，"德"道多助。永远保持阳光的心态，阳光的生活，阳光的饮食，阳光的运动是抗癌的法宝。

感悟六：（参阅第八章）草药浸浴，经络穴位按摩，能排毒疏通经脉，调奇经八脉之气。通过正气场的提升能够重修体内小宇宙的环境，并能守护好奇恒六腑，明哲保身，择善固执，从而提高治疗效果，减少医源性损伤，预防复发转移，并能够步入康复者之列。

感悟七：（参阅相关案例和第九章）践行"赞天地之化育"，"天行健，君子以自强不息；地势坤，君子以厚德载物"。那是"易"的精髓，也是人体精、气、神的战魂。

以上是我的一些浅见，但愿不久的将来，我们会看到不少癌友们会手拉手欢呼，愿他们在中西医学的紧密合作下，不断获得新生。

18年后，我回首癌症金字塔顶，心潮起伏。在中华元文化的熏陶下，有了易经思维的支持，自己在众人的"搀扶"下，一步一步地走下了金字塔。回想起康复路上的种种艰辛历程，紧绷着的心情已经得到了逐步的缓解。今天，我写出了这本书，为的是帮助更多的癌病患者和我一样能够逐步走下癌症金字塔，明天将会更好！我相信：雨过天晴的日子会清爽宜人，中华元文化的精髓会深入人心，博大精深的易经文化将照耀着我们继续前进的道路，披荆斩棘，驱除一切病魔。但愿众人能消除孽障，环保地球，保卫家园，永葆健康！

这正是：

混沌宇宙辟天地，乾坤阴阳源伏羲，文王囚中解易卦，孔圣传世留十翼。

神农本草溯方源，黄帝内经阐病理，防癌宜辟新蹊径，中外相承终合璧。

后记：我的梦

梦！能够阅读一本详细论述癌症的产生、调理、治疗、饮食等具体内容的书，给我一种启发性的指导，这曾是我躺在"求生学堂"床上最梦寐以求的东西。但当时自己跑遍了整个广州市、佛山市的各大书店，最后还是悻悻地空手而归。

那个时候，我每天在"学堂"门前的草坪上或在"教室"里经常和病友们交流患癌心得，大家都一致感受到缺乏专业知识指导的"求生学习"会带给自己很悲惨的结果。怎样做才能痊愈？这是一个很现实的问题。然而，为了有这样的梦想，又有谁能去实现患癌病人的这个最低要求和最现实的梦想呢？

梦！曾在无数患癌病友的脑海中留存，无法令病者释怀。随着生命的烛火逐渐暗淡的时候，他（她）们从心底发出的声音至今还萦绕在我的脑海里。

养君堂的堂主之一何健舒女士，大家都尊称她叫"舒姐"。在患癌症的第六年病情发展至复发转移的时候，她曾经常对我讲述过她治疗后身体上的各种感觉，并交流对癌病的各种体会和感知。她曾经梦想着与我一起写本书，想把她从寻医治癌开始到复发转移至无药可治的过程，一点一滴详细地写在书里，但求能够警示世人别走冤枉路。

她总共所经历过 7 次手术、8 次化疗、50 次放疗，由于过度治疗引发的医源性损害所带来的痛楚的确生不如死。那种像"田鸡"

式的睡姿、像秤佗式压迫胸部的难受、像旗杆夹式的锁骨胀痛、像灌注了铅液般的肺部呼吸、像残疾僵硬无力的双手等等的反应来临之时，她是如何顽强地面对的，力求做到活好每一天。假如能把坚持多年的求生过程写入一本书中，告诫后人要珍惜生命、爱护身体、懂得幸福、感恩社会，那就是她最大的愿望。

舒姐是一个追求事业、热爱生活、追求幸福的女强人。为了事业她曾经可以三天三夜不睡觉，而当癌魔侵入身体的时候才反省到平日忽视了对身体的爱护会产生多么大的恶果。届时，后悔药是没有的，亡羊补牢已经为时过晚了。她曾无奈地对我讲，她以后会陷入一个"人在天堂，钱在银行"的悲哀局面。

舒姐在临走前的日子里专门约我见面，留给我最后的一句话是："办好养君堂，写本书，帮助人，注意保重！"听着她凝重的嘱咐，我只有默默地点下头，内心很不是滋味。癌症确实破坏了许多幸福的家庭，至今尚未有一部书，能给病者和亲友一个合适的指引，这是一个众多病友日思夜想的好梦。

今天，我们为了尊重舒姐，并没有在书中把她的个案放入。在此，万分感谢舒姐多年来对养君堂的全力支持和帮助，希望她在极乐世界里能离苦得乐，修成正果。

梦！写本书，把自己和病友们的患病过程和经历写出来。但这并非易事。癌病究竟是怎样生的？正确治疗的方向和办法在哪里？治疗后为什么生存率那么低？真正的康复之路在何方？

社会上有各种各样的说法，究竟谁的道理长？谁的做法短？这需要理论的支持和实践的论证。

只有用真实例子来说明问题，才能真真正正地帮助接踵而来的患癌病友，才能真真正正地帮助亚健康的朋友远离疾病。今天，18 年的抗癌经历，离不开历年来癌友们无私的经验交流。为了实现大家共同的梦，去写一本书，作为一个从未有过任何学术职称和写作经验的人，这其中的困难与艰辛尽在不言中。但我义无反顾，因为这是病友们的嘱托，我无法推辞，所以不管碰到任何困难，我都只能勇往直前。忆往事，痛苦连连，只有论事讲道寄望未来。故书中个人的内容和感悟，谨供读者参考，错误之处，望大家原谅指正。

在这里，我要郑重地感谢邵汛帆主任，能够在百忙中为本书写序。十多年来我经常带着很多有关癌症的调治、康复等问题向他请教，而他不管有多忙，都会认真地一一详细解答，实属可贵。

认识邵主任的病友们，都十分赞赏他的医术医德和处事待人的谦让，觉得他身上可以带给大家一种无形的安全感和信任感，这种自昭明德的"正气场"带给病友们希望和生命，这在杏林界很有代表性。

当我构思本书，准备把十多年来对癌症的有关感悟写出来的时候，又担心自己水平太低，谈不出什么道理，无法完成病友们的嘱托。带着这种顾虑我向邵主任"吐出"了自己的顾虑。而他却认真地鼓励我说："六祖也没有什么文化，但就是有感悟，一样能够帮助人。你现在应该大胆地有信心去写！"这样真挚无私的医患关系，这种信任带来的勇气，也是我能终成此书的不竭动力。

由衷感谢广州医学院附属肿瘤医院主任医师邵汛帆的序言！

感谢佛山党校王静老师的序和指导修改！

感谢广东金信方正律师事务所黄进广主任对本书的修改和指导！

感谢刘明武老师著的《黄帝文化和皇帝文化》等有关书籍的启蒙！

感谢病友们和家属们对本书的一贯支持和给予的建设性意见！

回顾在"求生学堂"的求生日子和在艰难的康复道路上的坎

坷不平，能走到今天，我非常感恩。我要感恩一群具有善心和爱心的朋友，由于有了他们的帮助和鼓励，我才能够逐渐愈后康复，才有力量使我梦幻成真，才有信心和毅力完成本书的撰写。

梦！中医西医能够真正合璧，相互包容，共同谋求抗癌之道。这也是癌症病友现时迫切盼望的梦，同时也是书中主要的内容。实践证明了抗癌的过程离不开五行营养、离不开精气神、离不开阴阳平衡、离不开西医的先进检测设备、离不开手术和适度的放化疗、离不开中华文化谈因论果的思维、离不开中医养生文化的保驾护航。只要方向不变，道理明确，在风雨的路上，齐心协力，定能克服重重困难，大器必成！

大家都知道癌症是不会传染他人的，从这个角度去想，不难理解这种病并非共同的病毒所引起，必然源于个体的特殊性。因此，对于癌症的治疗，一个方案未必能够治好一群人。俗话说：鞋子是否合脚，只有穿的人才最清楚。那么，谋划好抗癌之器的第一步是否应该先从个体治疗入手呢？当然，现时的医生都被市场经济、企业效益、"吃饭问题"所困扰，大多数人缺少好的"正气场"。在此环境下，有多少人能够安下心来钻研抗癌之器呢？又有多少人真正能够潜心去研究中华文化和中医文化呢？现时又有谁愿意放下一方的利益，甘愿清贫地去创造抗癌之器呢？易经告诉我们：积善之家，必有余庆，积不善之家，必有余殃；乾坤天地，继旧开新，元亨利贞，天理昭彰。中华民族的治癌复兴之路势在必行。

我和病友们都期盼着抗癌、防癌、治癌之梦能够在中华大地上成为现实，让大家在一个健康幸福的环境下和谐地生活，为了灿烂的明天，继续奋斗吧。

编后记

作为本书的责任编辑，同时也是一名癌症患者，对《求生》中作者及其他患者的经历感同身受。

我在 2012 年 4 月因感到胸闷到医院检查，被确诊为肺癌 4 期（也就是通常所说的晚期）。在之后两年的治疗养病又复发转移期间，我读了 10 多本有关癌症的书，加上 6 次化疗在医院的所见所闻，以及自己的亲身感受，在此总结一二，与癌友及亲友们分享。

1. 癌症不同于其他的传染病或普通的器官病变，癌症是一种个性化的疾病。像肺结核这样的传染病是标准化的病，这也意味着不论是谁得了肺结核都会用同一种药——青霉素，而且治疗及时都会治愈。而癌症患者，哪怕是同一种同一期的患者，其治疗方案都可能不尽相同。对他人有效的，对你可能无效。

2. 当大病降临，若你有幸信奉释迦牟尼，你可能会比其他人更容易直面现实。癌症可能是我们此生或前世的业所结的果，死亡或来世是每一个人（包括健康人）都迟早要经临的事件，既然是必然要发生的事，那就不要抱怨，从容面对，达观随缘吧。

3. 对于晚期癌症患者（事实上绝大多数的癌症患者都是晚期的），心态比治疗更重要。因为至少在目前来讲还没有一种针对晚期癌症患者绝对有效的治疗手段。也鉴于此，对所有声称能治愈晚期癌症的名医神医均应存疑。

　　我更相信，若癌症晚期患者有幸度过了 6 年危险期，自身免疫力的贡献要大于治疗的作用，这也正是本书作者所提倡的养生汤与药浴的价值所在。